RELATION

D'UNE

ÉPIDÉMIE DE COQUELUCHE

QUI A RÉGNÉ A L'HOPITAL DES ENFANTS-MALADES

PAR LE

Dr R. BLACHE

Ancien Interne des Hôpitaux de Paris, Lauréat (médaille d'or) de la Faculté;
Ex-Vice-Président et Membre honoraire de la Société anatomique;
Membre des Sociétés d'Anthropologie, de Médecine pratique, de Médecine
publique et d'Hygiène professionnelle, de Thérapeutique,
de la Société Française d'Hygiène;
Membre du Conseil d'administration des Crèches et de la Société
protectrice de l'Enfance;
Chevalier de la Légion d'Honneur, etc.

PARIS

LIBRAIRIE ASSELIN ET Cie

PLACE DE L'ÉCOLE DE MÉDECINE

1879

RELATION

D'UNE

ÉPIDÉMIE DE COQUELUCHE

QUI A RÉGNÉ A L'HOPITAL DES ENFANTS-MALADES

PAR LE

Dr R. BLACHE

Ancien Interne des Hôpitaux de Paris, Lauréat (médaille d'or) de la Faculté;
Ex-Vice-Président et Membre honoraire de la Société anatomique;
Membre des Sociétés d'Anthropologie, de Médecine pratique, de Médecine
publique et d'Hygiène professionnelle, de Thérapeutique,
de la Société Française d'Hygiène;
Membre du Conseil d'administration des Crèches et de la Société
protectrice de l'Enfance;
Chevalier de la Légion d'Honneur, etc.

PARIS

LIBRAIRIE ASSELIN ET Cie

PLACE DE L'ÉCOLE DE MÉDECINE

1879

AVANT-PROPOS

Si je viens bien tardivement publier ce mémoire sur une épidémie de coqueluche observée à l'hôpital des Enfants-malades en 1868, pendant ma dernière année d'internat, c'est que j'y ai été fortement engagé par des confrères et des amis à la recherche de travaux spéciaux sur cette maladie de l'enfance. Chaque fois, qu'après avoir prêté mon manuscrit il m'était rendu, on ne manquait pas de me blâmer de ne l'avoir pas encore publié. Ce mémoire avait cependant eu l'honneur d'être couronné par la Faculté de médecine qui voulut bien lui décerner la médaille d'or du prix Montyon, et, avant de déposer mon travail pour le prix des épidémies, j'avais cru devoir le soumettre à mon vénéré père dont l'approbation m'avait été bien précieuse.

L'année dernière, mon honorable confrère et ami, le Dr Brochin, en publiant son remarquable article sur la coqueluche du *Dictionnaire encyclopédique des sciences médicales* a bien voulu extraire de mon mémoire de nombreuses citations. Enfin, depuis quelques années, j'ai vu que les cas de coqueluche se multiplient assez régulièrement chaque année, à la fin de l'hiver, et surtout au printemps ; et, sans avoir heureusement jamais retrouvé dans ma pratique de la ville, la gravité excessive de ces nombreuses coqueluches observées à l'hôpital, j'ai bien souvent pu remarquer de nouveau l'aspect plus sérieux et l'intensité plus grande de la maladie lorsqu'elle débutait avec la forme épidémique dans une crèche, dans un asile ou dans toute autre réunion d'enfants, que dans ses manifestations à l'état sporadique.

R. B.

Décembre 1879.

RELATION

D'UNE ÉPIDÉMIE DE COQUELUCHE

QUI A RÉGNÉ A L'HOPITAL DES ENFANTS-MALADES

par M. le Dr R. BLACHE.

> Sous l'influence de la constitution médicale qui en détermine l'apparition, la coqueluche revêt des formes très différentes; sa marche sa gravité sont modifiées à tel point qu'il serait impossible de prendre une juste idée de la maladie si on se bornait à l'étudier à l'état sporadique.
> (*Compendium de médecine pratique, Monneret et Fleury*, t. II, p. 512).

L'hôpital des Enfants-malades a chaque année à subir une ou plusieurs épidémies de nature différente, qui par leur marche successive ou simultanée, peuvent se modifier l'une l'autre. Les maladies qui offrent alternativement le caractère épidémique, sont : les fièvres éruptives, le croup, *la coqueluche*, la fièvre typhoïde et les oreillons. Mais il est à remarquer que, la constitution saisonnière ajoutant son influence à ces différents génies épidémiques, provoque des manifestations complexes et souvent très graves, dans des maladies qui en tout autre lieu ou sous forme sporadique, offrent un caractère relativement bénin.

La coqueluche, qui se montre plus souvent qu'on ne le croit, sous la forme épidémique, subit au plus haut point les modifications dont nous venons de parler. Ainsi, cette affection qui, lorsqu'elle est simple, es le plus ordinairement sans gravité, et que les gens du monde ainsi que certains médecins regardent à tort comme une des *petites maladies* auxquelles l'enfance est soumise, devient le plus souvent une véritable maladie lorsqu'elle est compliquée, et surtout lorsqu'elle règne épidémiquement.

Mais c'est surtout quand cette épidémie se déclare dans un hôpital d'enfants, que la coqueluche prend un caractère excessivement grave ; ainsi, disons-le par avance, dans l'épidémie qui fait le sujet de ce travail, la mortalité s'est élevée à la proportion effrayante de 37,8 p. 100, c'est-à-dire un peu plus *d'un* sur *trois !*

Or, tout en accusant l'influence nosocomiale, il faut signaler d'autres causes qui, d'une manière générale, donnent un cachet de gravité spéciale à presque toutes les maladies que nous rencontrons dans les hôpitaux d'enfants. Une de ces causes qui a trait aux complications, peut s'énoncer ainsi : *à l'hôpital, les affections qui se compliquent sont de règle, et les maladies simples sont l'exception.*

Une autre cause est l'âge des sujets, d'autant plus exposés à la mort qu'ils sont plus jeunes. Enfin, il y a aussi la question de terrain, dont l'importance est prédominante. Le rachitisme, la scrofule, la tuberculose et le défaut de nourriture appropriée, sont bien souvent l'apanage de la population infantile admise dans nos hôpitaux, et qui fournit les sujets de nos observations.

C'est au commencement de l'hiver de 1867 que se déclarèrent les premiers cas de coqueluche offrant la forme épidémique, à l'hôpital des enfants; la constitution saisonnière était évidemment catarrhale, ainsi qu'on peut s'en assurer en consultant les relevés mensuels de la société des hôpitaux.

Pendant le cours de cette épidémie de coqueluche, se manifesta une épidémie de rougeole qui marcha concurremment avec elle et qui ne paraît avoir eu d'autre influence que d'augmenter encore la gravité de la première épidémie.

L'épidémie de coqueluche, dont le début remonte à la dernière quinzaine de décembre, augmenta sensiblement pendant les mois de janvier et de février, elle commença à décroître en avril et ne disparut complètement qu'à la fin du même mois. Pendant cette période de cinq mois et demi, 69 enfants furent atteints de coqueluche à l'hôpital. Ajoutons à ce nombre 16 enfants que les parents refusèrent de laisser à l'hôpital, se contentant de les amener de temps à autre à la consultation publique.

A la fin du mois de février et au commencement de mars, eut lieu une recrudescence de l'épidémie, qui fut accrue, dans les salles, par l'admission d'un certain nombre d'enfants atteints de la coqueluche qu'ils avaient contractée, pour la plupart, à la salle d'asile du quartier.

Cette circonstance, en nous apprenant que l'épidémie de coqueluche n'était pas limitée à l'hôpital, nous engagea à nous enquérir de l'état sanitaire de certains établissements destinés à recueillir les enfants du voisinage.

Nos renseignements furent négatifs pour les maisons d'éducation et les ouvroirs ; mais en allant visiter l'asile de la rue Vanneau, on nous dit qu'on avait été forcé de fermer cet établissement le 26 février à cause d'une épidémie de *coqueluche terrible* qui s'y était déclarée. Le médecin-inspecteur de l'asile nous apprit que sur 84 enfants, 36 avaient été atteints de coqueluche. La maladie avait été importée par un enfant de 3 ans qu'on avait cru guéri en le conduisant à l'usine à gaz. Son séjour à l'usine avait en effet modifié assez favorablement la coqueluche pour qu'on eut permis sa rentrée à l'asile à la fin de janvier.

Peu de jours après, dix à douze enfants toussaient, puis un plus grand nombre ; bientôt les quintes caractéristiques se manifestèrent et le médecin put constater que 36 enfants en étaient atteints.

Un des faits curieux signalé bien des fois dans les épidémies de coqueluche avait été observé bien positivement par la directrice de l'asile. Dès qu'un enfant atteint de coqueluche commençait à tousser, aussitôt 5 ou 6 autres enfants étaient à leur tour plus ou moins pris de quintes violentes.

L'asile dont nous venons de parler fut fermé pendant dix

jours, et en le rouvrant, on en exclut, avec la plus grande rigueur, non-seulement les enfants atteints de coqueluche, mais encore tous ceux qui toussaient seulement. Plusieurs de ces enfants que la coqueluche n'avait point permis d'admettre à l'asile, furent reçus à l'hôpital des enfants et se confondirent avec ceux déjà atteints par l'épidémie. D'autres restèrent chez leurs parents, où nous ne les avons pas suivis.

Nous devons cependant à la vérité de dire, que nous étant informés auprès des médecins du quartier, de ce qu'il était advenu de ces coqueluches, il nous fut répondu qu'en général elles avaient eu peu de durée et surtout peu de gravité. Il n'était pas inutile, sans doute, de montrer, en relatant le fait de l'asile de la rue Vanneau, que l'épidémie de l'hôpital n'était pas unique et qu'elle avait été même influencée par une épidémie sévissant au dehors. Notons aussi que chez les jeunes enfants isolés dans leur famille, la maladie n'avait pas eu, à beaucoup près, la même gravité que chez ceux réunis dans l'asile et à plus forte raison ceux placés à l'hôpital.

Nous laisserons ici bien souvent parler les chiffres, qui, par leur brutale éloquence, font mieux saisir les faits que de longues descriptions. Ainsi pour donner une idée de la façon dont débuta la coqueluche, nous renvoyons au tableau ci-joint où nous avons groupé d'une part, les dates de début, d'autre part, les dates d'entrée.

Il est facile de voir, en le consultant, la marche ascensionnelle de l'épidémie, dont l'origine réelle devait être reportée peut-être à la fin de novembre, mais qui ne devint toutefois bien évidente, à l'hôpital, qu'à la mi-décembre.

Nous voyons un arrêt brusque, au commencement de janvier, à cause du froid excessif presque toujours marqué par une diminution dans les admissions à l'hôpital. Nous constatons d'autre part une augmentation causée par l'épidémie de l'asile qui se signale comme début en février et comme entrée au commencement de mars.

TABLEAU 1

MONTRANT COMPARATIVEMENT LES DIFFÉRENTES ÉPOQUES AUXQUELLES LES COQUELUCHES ONT DÉBUTÉ ET L'ÉPOQUE A LAQUELLE LES MALADES SONT ENTRÉS A L'HÔPITAL

	MOIS	DATES	DÉBUTS	NOMBRE	ENTRÉES	NOMBRE
1867	Septembre.	Du 1er au 15				
		Du 15 au 30	1	1	1	1
	Octobre.	Du 1er au 15	1	2		
		Du 15 au 30	1			
	Novembre.	Du 1er au 15	11	9	1	6
		Du 15 au 30	1111111		11111	
	Décembre.	Du 1er au 15	1111111	17	11	12
		Du 15 au 30	1111111111		1111111111	
1868	Janvier.	Du 1er au 15	11111111	21	1111	11
		Du 15 au 30	1111111111111		1111111	
	Février.	Du 1er au 15	11111111	17	1111111111111	19
		Du 15 au 30	111111111		111111	
	Mars.	Du 1er au 15	1111111	12	1111111111	12
		Du 15 au 30	11111		11	
	Avril.	Du 1er au 15	1111	6	1111111	9
		Du 15 au 30	11		11	
	Mai.	Du 1er au 15	1	1	1	1
		Du 15 au 30				

Après avoir ainsi classé la marche de notre épidémie, nous avons en vain recherché si les influences extérieures y avaient apporté quelques modifications.

Il est bien entendu que nous ne reconnaissons d'autre cause que la contagion, comme pouvant donner naissance à la coqueluche. Eh bien, la difficulté de remonter à la source de cette contagion est aussi difficile ici que pour les fièvres éruptives ; et pour le dire en passant, c'est encore un des faits qui semble rapprocher la nature de la coqueluche de celle des fièvres exanthématiques.

Sur les 85 coqueluches que nous avons observées pendant ces derniers mois, nous n'avons eu que dix-huit fois l'occasion de constater la contagion d'une manière bien positive. Nous éprouvâmes de même la difficulté que tous les auteurs s'accordent à admettre pour préciser le jour où apparaît la coqueluche. La plupart du temps on nous amenait des enfants dont la coqueluche datait de 10, 15 ou 20 jours, ou même depuis plus longtemps. Quant à celles que nous vîmes naître, en quelque sorte sous nos yeux, à l'hôpital, il fallait toujours un certain temps avant d'acquérir la certitude qu'on avait affaire à une coqueluche.

En effet, la première période, dite bronchique de la coqueluche, ne diffère en rien d'une bronchite simple, et on a coutume d'attendre que les quintes se manifestent pour déclarer qu'il y a coqueluche. Il ne nous a pas été donné d'observer cette toux incessante dont parle M. Trousseau dans sa clinique, et nous n'avons jamais rien trouvé de spécial dans la toux qui permît de caractériser cette première période de la coqueluche.

Souvent nous avons vu la fièvre s'allumer et même avec une certaine violence dès ce moment. Cependant, la toux revenant par quintes, ne suffit pas à elle seule pour caractériser la coqueluche. Nous attendions toujours pour affirmer la coqueluche, les quintes et les reprises terminales, nous pourrions dire aussi le *sifflement dans les reprises*, car il nous a rarement manqué : c'est à peine si dans nos observations nous le voyons faire défaut *trois* fois. Parfois il n'est survenu que tardivement, et nous a ainsi laissé quelquefois dans le doute sur l'existence de la coqueluche.

Nous insistons un peu sur ce fait des reprises, parce que pendant le cours de cette épidémie de coqueluche, nous avons plusieurs fois observé des bronchites avec quintes, mais sans reprises. Nous en avons même recueilli quelques observations : d'abord, parce que nous croyions avoir affaire à des coqueluches qui allaient se confirmer par la suite, puis parce que nous avons pensé qu'il ne serait pas inutile d'étudier cette forme de bronchite parallèlement avec la coqueluche, ou de rechercher si cette maladie ne naît pas sous l'influence de la coqueluche; enfin, si ce n'est pas seulement un diminutif de coqueluche bronchite quinteuse coqueluchoïde.

D'abord ce n'est pas la coqueluche, car nous ne trouvons ici que la toux quinteuse, sans reprise et sans inspirations sifflantes ; ces quintes ne sont jamais suivies de vomissements, et ne donnent pas lieu au rejet de ces mucosités opaques qui terminent la véritable quinte de coqueluche dans la majorité des cas.

Cette bronchite quinteuse ne naît pas nécessairement sous l'influence de la coqueluche ; car il nous a été donné d'en observer un cas qui s'était développé dans une des salles de chirurgie où il n'y avait pas un seul enfant atteint de coqueluche. D'ailleurs, la durée de cette période quinteuse, dans la bronchite est fort courte et ne dépasse pas 10 à 12 jours, et c'est peut-être cette courte durée qui l'éloigne encore de la coqueluche, dont les quintes ne durent jamais moins de 4 à 5 septenaires, et que nous n'avons pas trouvée moindre de 27 jours dans nos observations.

En consultant nos observations au sujet de la durée de la maladie, nous arrivons à peu près au même résultat que les auteurs ; peut-être même trouvons-nous une durée un peu moindre pour la majorité des cas. On pourrait dire que cela tient à la mortalité considérable de nos petits malades ; mais, même en exceptant les cas de mort, nous trouvons un chiffre moyen de 35 à 45 jours. D'ailleurs, on peut se faire une idée de ce fait par l'inspection du tableau ci-joint.

Je n'insiste pas davantage sur ces chiffres, qui trouveront des explications dans la suite de ce travail.

Nous avons dit que dans l'hôpital, le nombre de nos coqueluches s'était élevé à 69 : 38 filles et 31 garçons ; la mortalité fut de 26 : 10 filles et 16 garcons.

Le nombre des guérisons devrait être 43 ; mais malheureusement, on nous reprenait souvent les enfants au milieu même de leur maladie et dans les plus mauvaises conditions, ou bien nous-mêmes étions obligés, faute de place, de renvoyer des enfants dont la coqueluche n'était pas entièrement terminée, mais seulement en voie de guérison.

Nous avons pu cependant constater 24 fois la guérison

complète, et 9 fois nous avons renvoyé des enfants suffisamment améliorés pour assurer leur guérison prochaine, à moins d'accidents imprévus. Nous pouvons donc ajouter ces guérisons probables, pour ne pas rester avec 24, qui nous donnerait un chiffre de guérisons inférieur à notre chiffre de mortalité; ainsi, nous compterons 33 guérisons.

TABLEAU 2

MONTRANT COMPARATIVEMENT LES DURÉES DES COQUELUCHES

DURÉE DES COQUELUCHES TERMINÉES PAR GUÉRISON														
NOMBRE DE JOURS	20	30	40	50	60	70	80	90	100	110	120	130	140	150
NOMBRE DES CAS	27	30	40	53	60	70	80		101		120			150
	28	30	40	55	60		80				120			
		30	42	55	63									
		30	45		66									
		35	45											
		35												
		37												

DURÉE DES COQUELUCHES TERMINÉES PAR LA MORT									
NOMBRE DE JOURS	1 à 10	10	20	30	40	50	60	70	80
NOMBRE DES CAS	7	15	27	33	40	56	62	75	
			23	37	41	57			
			27	34	44	57			
			24	37					
			23	39					
			23	30					
			23	39					
				34					
				31					

Il nous reste 10 cas de coqueluche sur lesquels nous sommes obligés de rester dans le doute, les parents nous ayant enlevé leurs enfants avant que nous ayons pu établir notre pronostic.

Dans les seize cas de coqueluche que nous avons eu l'occasion de voir à la consultation ; nous n'avons jamais pu savoir exactement la terminaison, les parents ne revenaient avec leurs enfants qu'autant qu'ils étaient malades ; d'ailleurs il ne se trouva pas, en général, de cas assez grave, pour que nous ayons eu à redouter une issue funeste. Malgré cela nous ne les comptons pas dans la statistique des cas de guérison ; nous mettons dans les améliorés ceux sur lesquels nous avons eu des renseignements favorables et les autres dans les douteux.

Mais pour compléter nos renseignements au sujet du sexe, nous ajoutons les dix filles et les six garçons qui font partie de nos observations de coqueluche de la consultation. — Nous obtenons un total de 48 filles et 37 garçons.

Dans ce cas nous nous trouvons d'accord avec les auteurs qui ont rencontré la coqueluche plus fréquemment chez les filles que chez les garçons.

Que l'on regarde cela comme une prédisposition chez les filles ou bien que ce soit une pure affaire de coïncidence, nous nous contentons de signaler le fait sans y attacher d'autre importance qu'à celui-ci qui semble ressortir de nos statistiques : que la mortalité est plus grande chez les garçons que chez les filles. — 16 garçons et 10 filles.

Quoiqu'il en soit, nous n'avons pris, comme chiffre de mortalité, que celui de 26 sur 69, sans nous occuper des dix cas de coqueluche sur le sort desquelles nous n'avons pas eu de renseignements, trouvant que cette mortalité de 37,8 p. 100 était déjà bien assez importante sans prendre le chiffre de 40 p. 100 que nous donnerait la suppression des dix cas susmentionnés, quand on pense que le croup, dans le même hôpital, ne donne pas une mortalité du double de celle-ci 60 à 70 p. 100.

Cette terrible mortalité a tenu à deux causes principales que nous abordons maintenant : l'âge des sujets et les complications de la maladie. Les auteurs s'accordent pour dire qu'on rencontre la coqueluche surtout chez les enfants de 1 à 7 ans, d'après nos observations nous allons essayer de préciser entre ces deux âges.

Pour nous, le maximum de fréquence est à 3 ans et le maximum de gravité à 2 ans. Disons de suite que l'hôpital n'admettant les enfants qu'à partir de cet âge, nous ne nous occupons pas des coqueluches chez les enfants de moins de deux ans.

Sur 85 enfants, nous trouvons 28 *coqueluches* à 3 ans et 3 ans 1/2. — 22 à 2 ans et 2 ans 1/2.

Nous n'en trouvons que ;

10 chez les enfants de 4 ans
12 chez ceux de 5 »
2 chez ceux de 6 »
2 chez ceux de 7 »
et 3 chez ceux de 8 »

Au dessus de cet âge nous n'en avons pas rencontré à l'hôpital. Nous ajouterons pour compléter nos 85 cas, 6 enfants ayant moins de 2 ans pris parmi ceux qui venaient à la consultation.

Nous avons dit que c'était à 2 ans que nous avions rencontré la plus grande gravité ; en effet, sur les 22 coqueluches que nous trouvons à 2 ans et 2 ans 1/2, il y a 12 morts, tandis que sur les 28 de 3 ans il n'y en a que 9. A partir de cet âge, la mortalité diminue notablement et d'une façon brusque. Pour ceux de 4 ans au nombre de 10, nous n'avons que 2 morts, et 3 cas de mort sur 12 à l'âge de 5 ans.

Maintenant pour 6, 7 et 8 ans nous n'avons plus que des guérisons à constater.

Nous joignons ici le tableau 3 qui permet d'embrasser d'un coup d'œil tous ces faits.

Pour établir un parallèle entre celles de nos coqueluches qui se sont montrées comme maladies primitives et celles qui, au contraire, sont venues jouer le rôle de maladies secondaires, nous avons dû, au moment de l'entrée, interroger les parents sur la santé antérieure du petit malade qu'on nous disait presque toujours avoir toussé longtemps avant la coqueluche. Tout en sachant bien que nous devions tenir compte de la période bronchique de la coqueluche qui restait ignorée des parents, il nous est arrivé souvent, par la description et les renseignements qu'en donnaient les parents et surtout par la durée qu'ils assignaient à ces toux

TABLEAU 3

DES COQUELUCHES D'APRÈS LES AGES

	SALLES	AVANT 2 ans	2 ans	3 ans	4 ans	5 ans	6 ans	7 ans	8 ans
FILLES	Ste-Catherine . .	1	3	7	3	3	»	1	2
	Ste-Geneviève . .	»	10	6	»	3	»	»	»
	Consultations . .	3	1	3	»	2	1	»	»
GARÇONS	Saint-Jean. . . .	»	2	5	3	1	»	»	1
	Saint-Louis . . .	»	5	6	2	3	1	1	»
	Consultations . .	3	»	1	2	»	»	»	»
	Totaux. . . .	7	22	28	10	12	2	2	3
	Sur lesquels nous trouvons:								
	27 morts.	1	12	9	2	3	»	»	»
	24 guéris.	»	4	6	3	5	1	2	3
	20 améliorés. . , . .	4	2	6	5	2	1	»	»
	17 douteux.	2	4	7	2	2	»	»	»

prolongées, de nous convaincre qu'on avait eu affaire à de véritables bronchites, peut-être même à des broncho-pneumonies ayant précédé l'apparition de la maladie.

Pour mieux trancher les unes des autres nos coqueluches primitives et secondaires, nous en avons même séparé ces coqueluches précédées de bronchites; aussi en nous restreignant à des cas certains, nous avons trouvé 26 fois la coqueluche comme maladie primitive et 18 fois comme maladie secondaire.

Enfin, 13 fois la coqueluche était venue ou pendant, ou après une bronchite, peut-être même cette bronchite n'était elle autre que la coqueluche? Nous ne le pensons pas; car pour un certain nombre de cas qui se sont passés sous nos yeux, nous avons pu quelquefois pressentir un changement qui se faisait dans la nature de la bronchite par des modifications de l'état général. Par exemple, le pouls nous dénotait plus de fréquence et l'agitation était plus marquée; ou quelquefois même, des vomissements survenaient, on pensait qu'une fièvre éruptive ou qu'une pneumonie allait apparaître, et cela n'aboutissait d'abord qu'à peu de changement dans la toux qui devenait quinteuse. Au bout de quelques jours, les quintes, avec reprise et sifflement, venaient nous confirmer l'existence de la coqueluche.

Pour ne pas compliquer nos faits d'affections primitives et secondaires, nous avons donc mis à part ces 13 coqueluches précédées de bronchites.

Ce qu'il nous importe de faire ressortir de cette division en coqueluches primitives et secondaires, pour continuer le développement de nos idées sur les complications, c'est que, si nous ne considérons cet état de la maladie, d'être ou de ne pas être primitive, nous ne trouvons pas que dans l'épidémie que nous relatons, la gravité ait été plus grande dans un cas que dans l'autre. Car si pour nos 26 coqueluches primitives nous trouvons 11 morts et 10 guérisons, pour les 18 coqueluches secondaires il y a 8 morts et 9 guérisons ; la relation de ces chiffres reste à peu près la même à cause des complications ultérieures.

Nous n'insistons pas sur ces faits, n'ayant pas un nombre de cas suffisant, mais nous tenions seulement à constater que, pendant l'épidémie que nous rapportons, la gravité des coqueluches ne dépendait pas uniquement de son état primitif ou secondaire.

Prenons la maladie à la suite de laquelle nous avons vu la coqueluche se développer le plus souvent « *la rougeole* »

Dans les 18 cas de coqueluche secondaire, 10 fois la coqueluche était venue ou pendant la rougeole ou à la suite de cette maladie. Eh bien, nous n'essayerons pas de contredire ce fait acquis à la science, de la gravité de toutes les complications de la rougeole, mais nous nous contenterons de dire que sur les dix cas de coqueluche secondaire à la rougeole, nous ne trouvons que 3 morts — ce qui laisse 5 morts pour les 8 coqueluches qui restent secondaires à d'autres maladies, les rougeoles ayant précédé les coqueluches, s'étant en général, trouvées moins graves que celles qui survinrent ultérieurement.

ANATOMIE PATHOLOGIQUE.

Nous avons pu faire 18 fois l'autopsie de nos petits malades morts de coqueluche sur lesquels nous avons pu chaque fois constater les lésions de la broncho-pneumonie à tous ses degrés et dans toutes ses formes.

Malheureusement, les exigences administratives nous ont obligé à faire trop souvent nos nécropsies d'une façon incomplète ou trop rapide, ne nous laissant parfois que le temps d'enlever les poumons sans nous permettre d'examiner les autres organes et surtout les centres nerveux.

Cependant, nous avons pu constater parfois la coïncidence des tubercules du cerveau et des méninges avee ceux des voies respiratoires. Deux fois nous avons retrouvé dans le sinus de la dure-mère de longs caillots fibrineux très consistants avec apparence d'organisation. Dans un cas une suffusion sanguine considérable avec apoplexie méningée.

Pour ce qui fut des lésions anatomiques de la broncho-pneumonie, elles nous ont présenté par leur siège, leur étendue, leur degré et leur nature, les variations les plus nombreuses au point de vue de l'inflammation des bronches, la congestion des vaisseaux et l'altération du poumon lui-même.

La rougeur des bronches (la trachée y participant la plupart du temps) était parfois très intense et même poussée à l'extrême; dans un ou deux cas la muqueuse était d'un rouge brun. Cette muqueuse nous a paru aussi parfois épaissie et comme légèrement œdématiée. Nous avons trouvé la dilatation des petites bronches dont la cavité était remplie par du mucus mêlé de pus qu'on voyait sortir à la coupe et par la pression.

La congestion pulmonaire offrait des aspects fort différents suivant le degré et l'intensité de cette hyperhémie qui arrivée à son summum donnait une couleur violacée au poumon.

Le résultat immédiat de cette hyperhémie est de diminuer la capacité des vésicules pulmonaires et par suite d'amener un obstacle à l'hématose.

Les altérations du parenchyme pulmonaire se caractérisaient par la production de leucocytes avec des cellules épithéliales plus ou moins altérées qu'on trouvait dans les alvéoles, parfois même une exsudation fibrino-purulente. A un degré plus avancé, on trouvait même des petites collections purulentes, avec dégénérescence granuleuse des cloisons intra-alvéolaires, qui formaient ainsi des vésicules pulmonaires dans lesquels on rencontrait parfois de la matière caséeuse.

Les formes que présentèrent les broncho-pneumonies furent aussi très variables, la forme mamelonée ou lobulaire était la plus fréquente, les altérations siégeaient le plus souvent au niveau des lobes inférieurs et aux deux bases du poumon : d'autres fois les lésions étaient plus uniformes et plus étendues et affectaient alors la forme pseudo-lobaire ou pour mieux dire l'apparence de pneumonie lobaire, mais un examen plus attentif des altérations démontrait que les bronches participaient aussi à l'inflammation et que c'était bien réellement de la broncho-pneumonie.

Nous avons pu voir assez souvent des lésions des plèvres. Deux fois nous avons retrouvé les traces de pleurésie avec fausses membranes épaisses entourant toute la hauteur du poumon avec des adhérences surtout à la base. Mais ce que nous *avons observé plus souvent*, c'était une inflammation de la séreuse bornée seulement aux points où le poumon était phlegmasié. La lésion de la plèvre était parfois exempte d'exsudation séreuse ou fibrineuse, d'autres fois il n'existait que des fausses membranes minces et plus ou moins adhérentes suivant la date de la maladie.

L'état des *ganglions bronchiques* était aussi très variable et nous a semblé souvent peu en rapport avec l'état de la lésion mais plutôt avec *l'état général* du malade. En effet, dans certaines coqueluches compliquées de broncho-pneumonie grave avec des lésions assez étendues, c'est à peine si nous trouvions quelques ganglions bronchiques peu volumineux et seulement congestionnés, tandis que d'autres fois il existait un nombre considérable de ces ganglions, paraissant gros et rouges et souvent remplis de matière jaunâtre ou lardacée.

Nous avons été frappés de ne trouver souvent qu'un seul ganglion tuberculeux tandis que les autres n'étaient simplement que rouges et hypertrophiés. Une fois même nous avons pu constater qu'aucun des ganglions bronchiques n'avait subi la transformation tuberculeuse, tandis que tous les ganglions abdominaux étaient pleins de matière caséeuse dont quelques-uns déjà, en voie de ramollissement.

Les lésions tuberculeuses du poumon que nous avons pu rencontrer, n'eurent pas de caractères bien spéciaux et furent plus rares qu'on ne l'aurait pu croire. Quant à l'emphysème pulmonaire, il n'est presque pas d'autopsie où nous ne l'ayons rencontré dans une étendue variable, mais de préférence au sommet et en avant du poumon. Il ne nous a pas été donné d'observer dans le cours de cette épidémie, des cas d'emphysème interlobulaire dont l'intensité eut été suffisante pour donner lieu à l'emphysème plus ou moins généralisé ou localisé au cou ou au thorax; nous avons trouvé parfois seulement de l'emphysème sous-pleural avec aspect moniliforme et même de l'emphysème du médiastin, mais dont l'intensité n'avait pas été suffisante, pendant la vie, pour dépasser la cage thoracique.

Nous ne ferons que mentionner les lésions gangréneuses dont on trouvera une description détaillée dans les observations qui sont à la fin de ce mémoire. Le cœur et les vaisseaux n'offrirent rien de particulier. Nous renvoyons aussi aux observations pour les cas d'hémorrhagie et d'apoplexie interstitielle que nous citons plus loin.

Les autres faits d'anatomie pathologique que nos autopsies nous ont offert n'ayant aucun rapport avec la coqueluche ou ses complications, nous nous abstiendrons de les relater ici.

COMPLICATIONS.

A. — Nous trouvons en première ligne la rougeole qui vint dans 15 cas compliquer la coqueluche, elle se montra à toutes les périodes de la maladie mais surtout pendant la seconde période.

Avant d'entrer dans l'étude des cas particuliers, disons, d'une manière générale, qu'il n'y eut aucune modification notable apportée à la coqueluche par l'éruption morbilleuse. Une fois seulement, la coqueluche céda complètement; dans 3 cas, les quintes diminuèrent sensiblement. Sur les 15 cas de coqueluche compliqués de rougeole, nous eûmes 7 morts à constater; mais ces terminaisons funestes furent le résultat d'autres complications plutôt que de la rougeole elle-même, et les coqueluches qui se terminèrent favorablement étaient exemptes de broncho-pneumonies.

Dans le seul cas, où les quintes de coqueluche disparurent avec l'apparition de la rougeole, la malade mourut 7 jours après de convulsions et de broncho-pneumonie.

Dans un cas où il y eut diminution notable de quintes, l'enfant mourut 6 jours après d'un croup secondaire avec pneumonie; dans deux autres cas, où il y eut légère diminution des quintes, on vit bientôt après, la coqueluche reprendre avec plus d'intensité et guérir nonobstant; il est vrai de dire qu'elle n'était pas compliquée de pneumonie. Dans tous les autres cas, nous n'avons pas eu le moindre changement à constater dans le cours de la coqueluche par le fait de l'apparition de la rougeole.

Deux fois cependant la coqueluche augmenta d'intensité à la suite de la rougeole; mais cette recrudescence était due à des complications pulmonaires, ainsi qu'on peut s'en assurer, en consultant le tableau ci-joint. (Tableau 4).

Des varioloïdes très légères se manifestèrent deux fois, à

TABLEAU DES COQUELUCHES COMPLIQUÉES DE ROUGEOLE.

NOMS	AGE	DATE DU DÉBUT de la COQUELUC.	ROUGEOLE avec LA DATE	Avec MODIFICATION	Sans MODIFICATION		MORTS.	GUÉRIS.	REPRIS par leur famille
Émélie C.	2 1/2	20 janvier.	R. 25 février, légère.		1	sans modification de la coqueluche, puis croup et laryngite.			1
Marie T.	2	20 janvier.	R. 18 février, simple.		1	sans modif. de la coqueluche, qui est à la 3e période en voie de diminution de quinte.		1	
Jeanne M.	2	10 mars.	Rub-scarlatine très forte le 24 mars. Rougeole le 10 avril.	1		avec disparition des quintes de coqueluche, broncho-pneumonie et convulsions.	1 le 17 avril		
Joséphine P.	3	10 mars.	R. 18 mars, forte.	1		avec diminution des quintes, croup secondaire et pneumonie.	1 le 24 mars		
Madeleine D.	2	10 mars.	R. le 5 avril.	1		avec légère diminution des quintes, qui reprennent ensuite.		1	
Pauline E.	5 1/2	20 février.	R. 4 avril, forte.	1		avec légère diminution des quintes, qui reprennent très fortes.		1	
Gustave G.	3	20 mars.	R. 27 mars, forte.		1	sans modification. Broncho-pneumonie.	1 le 31 mars		
Charles G.	3 1/2	10 janvier.	R. 2 mars, boutonneuse.		1	sans modification et puis recrudescence de la coqueluche. Broncho-pneumonie.	1 le 26 mars		
Jean J.	5 1/2	10 janvier.	R. 20 février, forte.		1	sans modification et les quintes augmentent ensuite. Broncho-pneumonie.	1 le 27 février		
Jean H.	3	15 novem.	R. 6 janvier, simple.		1	sans modification; il n'y a pas de la congestion pulmonaire.		1	
Émile B.	3 1/2	1er avril.	R. 23 avril, forte.		1	sans modification; angine couenneuse, puis broncho-pneumonie.	1 le 5 mai		
Félicité R.	8	10 février.	R. 1er mars, simple.		1	sans modification. Catarrhe pulmonaire fort.		1	
Joséphine D.	3	10 février.	R. 15 février, forte.		1	sans modification. Bronchite intense.		1	
Marie R.	2 1/2	1 mars.	R. 5 avril, simple.		1	sans modification. Broncho-pneumonie.	1 le 10 avril		
Léon P.	4	15 novem.	R. 6 janvier, forte.		1	sans modification.		1	

la fin de la coqueluche et pendant la période d'amélioration, sans en entraver la marche. En résumé, il ressort évidemment de nos observations que, dans cette épidémie, *les fièvres éruptives* modifièrent peu la coqueluche.

B. — Complications liées au système circulatoire.

Nous avons déjà noté, d'une manière générale, qu'il existait toujours une accélération plus ou moins marquée du pouls, jointe à l'élévation de la température, c'est-à-dire de la fièvre.

Nos observations prouvent, en effet, que pendant la première période tous les enfants, au-dessous de 4 ans, ont présenté un mouvement fébrile ; dans la seconde période, deux seulement, l'un de 4 ans 1/2, l'autre de 5 ans, n'avaient pas de fièvre jusqu'à l'apparition des complications. Dans la troisième période, presque tous les enfants conservaient de la fréquence du pouls, mais sans chaleur à la peau entre les quintes, tandis que l'accélération du pouls ne manquait jamais jusqu'à la fin de la maladie, dans l'instant qui suivait immédiatement les quintes.

En constatant l'accélération du pouls par l'effort de la quinte, nous avons été conduits à rechercher aussi l'exactitude d'un fait sur lequel M. F. Guyon a naguère appelé l'attention: la *cessation des battements de la carotide dans les efforts soutenus;* la difficulté de sentir exactement les battements artériels pendant les secousses occasionnées par les quintes nous en ont empêché, quoique parfois nous ayons cru sentir une diminution de l'impulsion artérielle dans l'artère temporale en même temps que nous voyions augmenter la fréquence des battements du cœur. Quant à l'accélération du pouls radial dans ces circonstances, nous n'hésitons pas à l'attribuer avec M. Marey, à l'influence de l'effort.

Nous avons pu noter aussi, des élévations de température

variant de 2 et 3 dixièmes de degré à 1/2 degré avant et après la quinte, quelquefois même, après des quintes accompagnées de 10 ou 15 reprises, la température s'élevait de près d'un degré. D'ailleurs, ces élévations de température ne duraient pas et n'avaient lieu que chez des individus dont le degré de chaleur était déjà assez élevé, par suite d'une pneumonie ou d'une fièvre éruptive.

Nous n'avons pas eu à constater durant cette épidémie, ces fièvres à type rémittent, comme on en a cité dans de précédentes épidémies; mais un phénomène qui n'est pas nouveau et dont nous avons pu remarquer bien souvent l'exactitude, c'est un mouvement fébrile beaucoup plus marqué le soir, que pendant la journée.

Parmi les autres complications, nous devons signaler les hémorrhagies à formes diverses et d'abord « l'épistaxis. » Nous ne l'avons pas rencontrée chez les enfants au-dessous de 3 ans et 4 ou 5 fois seulement à l'âge de 4 ans, tandis que nous avons pu la constater souvent au-dessus de cet âge.

Jamais ces épistaxis ne durèrent longtemps et ne donnèrent lieu à une grande perte de sang; mais nous les avons vues se répéter 3 et 4 fois, sans constater à la suite, une véritable amélioration, comme on l'a dit.

Nous n'avons pas vu non plus la bouffissure de la face survenir toujours sur les enfants chez lesquels ces hémorrhagies étaient pourtant très répétées.

Nous n'avons jamais rencontré l'hémoptysie, sans pouvoir l'expliquer soit par l'existence d'une épistaxis, soit par une légère érosion de la muqueuse buccale ou des gencives, ce qui est plus fréquent. Dans quelques cas même, les crachats étaient mêlés de sang et ne provenaient pas d'épistaxis.

Nous n'avons pas rencontré les *larmes de sang* dont parle Trousseau, et une seule fois, nous avons observé une hémorrhagie par l'oreille, phénomène mentionné par Triquet; plusieurs fois au contraire, nous avons vu des ecchymoses des paupières circum-orbitaires et sous-conjonctivales;

voir Obs. IX.) Une autre fois, de petites ecchymoses bleuâtres, qui, tout en étant visibles sur la conjonctive, siégeaient évidemment plus profondément sous le tissu interstitiel de la sclérotique.

A côté de ces différentes hémorrhagies peu graves et dont la plupart sont bien connues, il existait assez souvent des hémorrhagies ou des apoplexies dans les organes internes qui, certainement, s'étaient produites par le même mécanisme que les autres, c'est-à-dire dans l'effort de la quinte. Malheureusement, ce ne fut jamais qu'à l'autopsie que nous pûmes constater ces faits. Il est vrai de dire qu'à part la gravité de la coqueluche et l'intensité des quintes, rien ne pouvait nous faire diagnostiquer ces hémorrhagies, pas même la coïncidence d'autres ecchymoses extérieures et apparentes ; car il est à remarquer que nous n'avions pas eu à constater d'ecchymoses sur les malades dont l'autopsie nous révéla ces graves épanchements sanguins.

Les ecchymoses sous-pleurales furent celles que nous rencontrâmes le plus souvent (4 à 5 fois); des apoplexies rénales et une fois une véritable suffusion sanguine dans la capsule sur-rénale. Dans un autre cas, nous trouvâmes le tissu cellulaire entourant l'aorte infiltré de sang.

Ces sortes d'hémorrhagies internes ne sont donc pas rares dans la coqueluche et cependant elles ont été peu mentionnées par les auteurs.

C'est aussi à l'influence des troubles circulatoires, mais ici d'une façon secondaire, qu'on doit attribuerles complications d'œdème. Nous n'avons observé que deux fois l'anasarque dans nos coqueluches, mais l'œdème de la face s'est rencontré dans le quart environ de nos observations. Nous avons pu remarquer que ce phénomène n'apparaissait jamais avant que la seconde période fut bien établie et qu'il disparaissait dans la troisième période, lorsqu'il n'existait aucune complication prédominante dans cette période.

Nous avons observé dans un cas de coqueluche violente et compliquée de phénomènes thoraciques graves, une gangrène du scrotum chez un enfant de 3 ans. (Voir l'observ. VII.)

Ce genre de complication avait été déjà rencontré à l'hôpital des Enfants dans la coqueluche, pourtant il n'est pas signalé par les auteurs. (Voir les Observations VII et VIII.)

Nous avons eu un autre cas de gangrène constaté seulement après la mort. C'était une gangrène de l'épiglotte survenue chez un enfant de 5 ans 1/2, atteint de coqueluche compliquée de rougeole et de broncho-pneumonie et qui donna lieu à une odeur si fétide de l'haleine qu'on crut à une gangrène du poumon. On put constater à l'autopsie, une gangrène occupant l'épiglotte et une partie du pharynx. Les poumons ne présentaient que de la pneumonie lobulaire et de la broncho-pneumonie.

C. — Complications dépendantes de l'appareil respiratoire.

On a coutume de ne s'occuper que des affections purement thoraciques, par la raison que ce sont les plus graves et les plus communes dans la coqueluche. Il nous a été donné, pendant l'épidémie, dont nous nous occupons d'observer un assez grand nombre d'angines et de laryngites de différente nature, pour nous permettre de ranger ces diverses maladies parmi les complications de la coqueluche, et de leur assigner une certaine importance. Ces angines et ces laryngites se montrèrent à nous principalement sous ces deux formes :

§ 1. *Congestives et inflammatoires simples ;*

§ 2. *Affections couenneuses et diphthéritiques.*

Quinze enfants furent atteints de ces différentes complications, qui se manifestèrent tantôt séparément, tantôt simultanément et d'autres fois, se succédèrent l'une à l'autre.

§ 1. — Angines inflammatoires.

Les unes simples et légères se montrant à toute période de la maladie, surtout dans la deuxième période ; les autres graves et dégénérant dans un cas, en pharyngite gangréneuse, et une autre fois en angine couenneuse terminée par un croup secondaire.

ANGINES PHARYNGÉES AVEC AMYGDALITES. — LARYNGITES

A. Laryngites simples dont nous avons rencontré 4 cas avec des modifications de la toux et de la voix qui était quelquefois comme sèche et éraillée, plus souvent avec aphonie dont la durée était *parfois très-longue.*

Nous ferons remarquer que sur nos 4 cas de laryngite survenus dans la coqueluche, il ne se trouva qu'un cas s'étant précédemment compliqué de rougeole à laquelle on serait peut-être tenté de rapporter la laryngite.

B. Laryngites striduleuses ou spasmodiques avec début brusque et toux croupale, mais sans gêne notable de la respiration ni accès de suffocation.

C. Laryngites inflammatoires graves, peut-être œdémateuses que nous rangeons à part, parce qu'elles amenaient de véritables accès de suffocation et des menaces d'asphyxie comme dans le croup auquel on croyait avoir affaire. Dans un cas même, la trachéotomie fut pratiquée. (Voir Obs. XIII.)

Dans ces sortes de laryngites, il n'y avait pas de diphthérite, et les vomitifs qui n'amenaient qu'un soulagement momentané, ne donnaient pas lieu au rejet de fausses membranes.

Cependant le diagnostic était d'autant plus obscur et difficile que les malades présentaient tous les signes du croup laryngé, l'aphonie, la toux et jusqu'à la respiration abdomino-costale inférieure exagérée, tirage et sifflement laryngo-trachéal. Aussi, nous devons confesser que ces maladies furent confondues quelquefois avec des croups et que ce fut après la mort seulement qu'on put établir le diagnostic.

Nous n'avons pas vu un nombre suffisant de ces cas graves pour affirmer que ces sortes d'accidents doivent être rapportés à des laryngites œdémateuses, mais la coïncidence d'œdèmes de la face avec bouffissure des yeux, bien commune dans la coqueluche nous avait conduit à présumer l'existence d'un œdème de la muqueuse laryngée. Dans un cas analogue relaté dans la thèse de M. Piron, l'auteur déclare, que M. Barthez, dans le service duquel se passait le fait, rapportait à une laryngite œdémateuse les accès de suffocation qui avaient nécessité la trachéotomie et non pas à un croup pseudo-membraneux, ce qui fut en effet démontré par l'autopsie.

Dans notre observation XIII, nous n'avions pas eu affaire à un croup et nous sommes porté à croire aussi à une laryngite œdémateuse, à cause de l'épaississement de la muqueuse du larynx et des replis aryténo-épiglottiques constatés à l'autopsie.

§ 2. Angines diphthéritiques et croups.

Les angines couenneuses que nous avons rencontrées au nombre de 5 ne se déclarèrent qu'une fois sur des enfants dont la coqueluche était compliquée de rougeole.

Quand aux croups sur les 4 cas que nous avons eus, deux moururent sans opération et la trachéotomie pratiquée pour le troisième amena une guérison complète. (Voir observation XV).

D'après le tableau ci-joint, on peut se faire une idée de ces différentes angines et laryngites. Nous avons indiqué ceux de nos petits malades chez lesquels la rougeole avait accompagné la coqueluche pour qu'on puisse bien juger celles de ces complications qui devaient se rapporter véritablement à la coqueluche et celles qu'on pourrait, au contraire, attribuer à la rougeole qui donne lieu bien souvent à de la laryngite.

Sous le titre de faux croup, nous rangeons celles de nos laryngites ayant amené de véritables accès de suffocation, pensant que ces menaces d'asphyxie tenaient peut-être à de l'œdème, mais surtout que l'élément nerveux était prédominant dans cette dyspnée exagérée, de même qu'il n'est pas étranger dans le croup diphthéritique ainsi que l'a prouvé M. Lallemand dans sa thèse (1864) sur l'élément nerveux dons le croup.

Pour bien différencier les cas où il y avait eu menace d'asphyxie avec dyspnée persistante de ceux où on n'avait vu que la toux dite croupale et l'aphonie, nous les avons rangés sous les deux noms différents qui caractérisent assez bien la prédominance d'un des symptômes de la même maladie, — car, à vrai dire, nous pensons n'avoir eu affaire qu'à la laryngite striduleuse avec différents degrés d'intensité.

TABLEAU

DES COMPLICATIONS D'ANGINES ET LARYNGITES.

NOMS	AGE	ANGINES		LARYNGITES			DIPHTHÉRIE		
					Laryngites striduleuses				
		Angines simples	Amygdalite	Laryngites simples.	Spasmodique simple.	Faux croup avec menace d'asphyxie peut-être laryngite œdémateuse	Angines couenneuses	Croup diphthéritique	MORT. — GUÉRI. — SORTI
Frédéric M.	2						1	1	M.
Emile A.	5	1	1						M.
Charles G.	3 1/2	1	(gangréneuse) ultime						M.
Bernard B.	5						1		M.
Vincent M.	3	1			1	1			M.
Alfred D.	2						1	(ultime et généralisée)	M.
Madeleine D.	2						1		G.
Emilie C.	2 1/2	1		1	1	1			S.
Louise G.	2 1/2			1					S.
Augustine B.	5						1	1	G.
Joséphine P.	3				1			1	M.
Pauline E,	5		1						G.
Jeanne M.	2	1			1	1			M.
Euphrasie S.	2			1		1			M.
Marie B.	2 1/2	1	1	1		1			S.
		6	3	4	4	5	5	3	

Complications pulmonaires.

Nous arrivons maintenant aux complications pulmonaires qui sont, sans contredit, celles qu'on observe le plus souvent dans la coqueluche.

Leur fréquence et leur gravité étaient d'autant plus grandes que les sujets étaient plus jeunes.

La proportion de ces complications est de 42 pour 69. Dans ces 42 cas nous avons placé indistinctement les pneumonies, les pleurésies, les broncho-pneumonies, les bronchites et les pneumonies tuberculeuses.

Nous allons examiner successivement ces différentes complications qui nous ont en tout donné, 24 morts.

Sur 42, cette mortalité est plus considérable que celle qu'on a coutume de trouver en pareil cas, mais la proportion absolue des cas où la complication pulmonaire existe, n'est point envisagée de la même manière par tous les observateurs.

MM. Rillet et Barthez la considèrent avec raison comme très variable suivant les épidémies. M. Sée (Archives 1854) a trouvé des complications thoraciques dans le tiers des cas. M. Jacquard (Thèse 1861) 17 fois sur 43. En présentant notre chiffre de 42 complications thoraciques sur 69, nous nous trouvons donc avec une moyenne double de celle des auteurs précités et c'est ce qui peut expliquer la terrible mortalité dans l'épidémie que nous relatons ici.

De toutes ces complications, c'est la broncho-pneumonie qui fut la plus commune : nous en trouvons 25 cas sur les quels 18 se terminèrent par la mort et 3 seulement par la guérison.

La broncho-pneumonie est si fréquente et si fréquemment mortelle dans la coqueluche, que les auteurs anciens avaient pris ses lésions anatomiques pour celles-là même qui caractérisaient la coqueluche. On admet d'ordinaire que la broncho-pneumonie s'observe plus ordinairement dans la période convulsive, ou vers la fin de cette période et au commencement de la suivante. En effet, c'est ainsi que nous l'avons rencontrée le plus souvent. Mais quelques fois aussi nous l'avons vue survenir dès le début de la coqueluche, et si nous n'avions pas été en temps d'épidémie, nous aurions pensé que c'était la coqueluche qui venait compliquer la broncho-pneumonie. Mais dans ces cas, ainsi que l'a fait remarquer M. Carive dans sa thèse (1866), quand le catarrhe bronchique passe à l'état de broncho-pneumonie, l'élément spasmodique qui n'était pas encore bien caractérisé dans la première période de la coqueluche, loin de s'atténuer, s'exagère et vient ainsi aider à confirmer le diagnostic.

D'ailleurs, M. Damaschino dans sa thèse sur la pneumonie des enfants, est aussi d'avis qu'un certain nombre de broncho-pneumonies rapidement mortelles se sont réellement développées sous l'influence de la coqueluche. Mais un fait qui justifie la possibilité du développement de cette complication à toutes les périodes de la coqueluche, c'est l'existence de la broncho-pneumonie à répétition ou à marche exacerbante et par poussées. (Voir l'obs. VIII.)

Dans ces cas intéressants, nos petits malades présentaient en général, une grande vitalité et une force de résistance considérable, on voyait la broncho-pneumonie tantôt s'amender et presque disparaître en un point, sous l'influence du traitement approprié, tantôt reparaître soudainement dans un point où la veille on avait constaté une respiration normale.

D'autres fois, nous avons pu constater de véritables récidives de broncho-pneumonies qui reparaissaient à des époques plus éloignées l'une de l'autre; il est vrai de dire que dans ces cas, nous avions plutôt affaire à des pneumonies tuberculeuses auxquelles succombaient les enfants. Nous n'avons pas eu une seule fois l'occasion de constater la pneumonie lobaire, mais nous avons rencontré plusieurs fois des pleuro-pneumonies, qui, le plus souvent, étaient de nature tuberculeuse.

Nous avons eu un cas de pleurésie chez une petite fille de trois ans et demi (observation XVIII). Les épanchements très-considérables déterminèrent une dilatation très-marquée du côté gauche.

Cette pleurésie guérit bien avant la fin de la coqueluche qui fut cependant très-violente et dura près de 3 mois, mais sans autre complication ultérieure qu'un catarrhe bronchique un peu intense.

Puisque nous sommes venu à parler du catarrhe bronchique, nous devons émettre ici quelques idées qui nous ont été suggérées par l'étude de ce symptôme dont la forme et l'intensité ont été bien variables dans les coqueluches qu'il nous a été donné d'observer.

Persuadé que nous sommes de l'existence de l'élément bronchique dans la coqueluche, nous ne considérons ce catarrhe que comme un syndrome de la maladie arrivée à une certaine période. Sans rechercher l'influence que peut avoir cette inflammation spécialement sécrétoire des bronches qui prédispose plus ou moins les différents éléments du poumon à d'autres maladies; nous avons été frappé de l'énorme quantité de mucosité que peut sécréter la muqueuse bronchique pendant la période catarrhale de la coqueluche. Si, en général, les enfants ne crachent pas dans leurs maladies, la coqueluche fait exception et nous avons pu comme tout le monde constater le rejet des mucosités qui vient terminer la quinte. Certains enfants s'obstinent cependant à ne pas rejeter leurs crachats au dehors, et selon l'expression vulgaire, crachent dans leur estomac, d'où les vomissements ne tardent pas du reste, à les faire sortir quand ils s'y accumulent en grand nombre. Quoi qu'il en soit, la masse de ces mucosités est parfois assez considérable pour emplir plus d'un crachoir. Ce n'est pas impunément que s'établit ainsi une hypersécrétion si considérable, et alors même qu'aucune complication sérieuse n'est survenue dans le cours de la maladie, on voit l'enfant dépérir de jour en jour.

C'est encore à ces amas de mucus dans les bronches, joints aux violents efforts des quintes et à la durée de la toux qu'on doit rapporter les dilatations bronchiques et l'emphysème qui persistent souvent même, après la guérison complète de la coqueluche.

Cet emphysème du poumon, siège toujours de préférence en avant et au sommet du poumon par une raison bien simple dont M. Jaccoud donne une explication très satisfaisante dans ses annotations à la clinique de Gaves. «. L'air, dit-il, (pendant l'effort de la quinte), n'est pas seulement refoulé dans les bronches et de là vers le larynx, il est aussi poussé vers la périphérie de l'organe. Si l'expiration se fait avec effort, et si la glotte est en partie fermée, l'air doit être nécessairement refoulé vers les parties du poumon au niveau desquelles la paroi thoracique offre le moins de résistance, et dans les points qui contiennent normalement le moindre volume d'air. Or, le sommet du poumon répond à la première de ces conditions et le bord antérieur à la seconde. »

D. — Complications dépendant du système nerveux.

Parmi les complications dépendant du système nerveux, ce sont, sans contredit, les convulsions qui sont les plus fréquentes, aussi trouvons-nous huit cas de convulsions parmi nos observations. Un fait déjà noté par les auteurs, et qui, vrai pour toutes les maladies des enfants, a trouvé encore ici sa justification, nous permet de dire aussi que les convulsions du début sont moins graves que celles qui surviennent dans le cours ou à la fin de la coqueluche. Chez un de nos jeunes sujets, les convulsions s'étant montrées au commencement de la coqueluche, l'enfant a guéri.

Dans les sept autres cas, les convulsions se montrèrent, soit pendant le cours, soit à la fin de la maladie, et la terminaison fut constamment mortelle. Rarement nous avons vu les convulsions ne se montrer qu'une fois, en général, les attaques se répétaient 3, 4 ou 5 fois en deux jours quelquefois plus souvent ; mais jamais la vie du malade ne se prolongeait au delà de 3 à 4 jours. Un autre phénomène convulsif, désigné sous le nom de convulsions internes ou spasmes de la glotte, (voir observation VI), se présenta à nous dans deux cas; c'est d'ailleurs une complication rarement citée par les auteurs, mentionnée pour la première fois par le docteur W. Hughes, et confirmée par MM. Rillet et Barthez. Il est bon de noter que chez un de nos petits malades, les spasmes avaient précédé la coqueluche qui en augmenta la fréquence et l'intensité ; chez l'autre l'apparition des spasmes coïncida avec une recrudescence de la coqueluche et furent suivis de convulsions ordinaires accompagnant un croup secondaire. Ces deux malades, âgés l'un de deux ans, l'autre de trois ans, moururent tous deux.

Ces spasmes de la glotte revenaient plus ou moins souvent et par accès de sorte qu'il n'était pas toujours facile de les distinguer des quintes de coqueluche, car ce sont des successions d'inspirations sifflantes qui se répètent, mais sans toux. Il fut intéressant chez celui de nos malades qui était déjà atteint de ces spasmes, de voir débuter la coqueluche. Ici la quinte se faisait en sens inverse de celle des autres enfants. Après un accès de spasmes, c'est-à-dire d'inspirations sifflantes, la toux se manifestait d'abord par saccades que nous ne voulions pas encore accepter pour des quintes, enfin, après un ou deux jours de ces petites quintes toujours précédées de spasmes, nous pouvions constater de véritables quintes avec reprises et sifflement; mais il survint une broncho-pneumonie qui enleva l'enfant après quelques jours.

Enfin, pour terminer ce qui a rapport au système nerveux, disons que deux fois nous avons rencontré des phénomènes de méningite, caractérisée par la lenteur et l'irrégularité du pouls, la somnolence avec les vomissements bilieux et survenant en dehors des quintes. Nous trouvons ces phénomènes désignés dans nos notes sous le nom de poussée méningitique parce que d'une part la mort ne survint pas sous l'influence de ces accidents, et que, d'autre part, en faisant l'autopsie d'un de ces enfants (car l'autre ne put être faite par suite d'opposition de la famille), nous n'avons trouvé dans le cerveau qu'une légère injection des méninges sans lésions inflammatoires évidentes ni épanchement dans les méninges.

E. — Complications dépendant de l'appareil digestif.

Ces complications sont elles-mêmes plus ou moins liées au phénomène complexe de la quinte. Nous allons passer en revue tout ce qu'il nous a été donné d'observer à ce sujet et pour commencer par le plus fréquent des troubles digestifs dans la coqueluche, nous dirons que l'absence de vomissements était presque l'exception. En général, ce phénomène n'apparaissait jamais avant que la deuxième période ne fût bien établie depuis quelques jours. Aussi devrait-on plutôt le ranger parmi les symptômes de la coqueluche et n'en faire une complication que lorsqu'il se répète assez souvent pour entraver la nutrition. Quand il n'est pas très-intense, ce vomissement qui suit souvent les quintes après le repas n'est, à proprement parler, qu'une régurgitation d'une petite portion d'aliments chassés de l'estomac par la secousse de la quinte. Dans ce cas, et il faut avouer que c'est celui que nous avous observé le plus souvent, nous n'avons pas eu à en constater la gravité, mais nous n'irons pas jusqu'à dire, avec certains auteurs, que ces vomissements nous aient paru favorables et que les malades en éprouvaient du soulagement. Il n'est pas impossible, qu'on ait mis sur le compte des vomissements, le soulagement amené par le rejet des mucosités qui emplissant les bronches, donnaient lieu à cette anxiété pénible précédant la quinte. Si nous avons trouvé les vomissements incomplets presque toujours inoffensifs, il n'en a pas été de même des vomissements qui, venant aussitôt après les repas, faisaient rejeter la totalité des aliments ingérés.

Dans ces cas, heureusement peu fréquents la diarrhée ne tardait pas à se manifester et persistait souvent assez longtemps et avec ténacité.

Un fait assez singulier semble contraster avec le phénomène fébrile que nous avons vu accompagner nos coqueluches, d'une façon si générale, c'est que souvent les enfants conservaient assez d'appétit pour redemander à manger, immédiatement après avoir vomi. Les enfants qui présentaient ces vomissements répétés, avaient en même temps ces nausées fréquentes, mentionnées par les auteurs.

Notons aussi une petite lésion accessoire de la coqueluche, à laquelle on a cherché à donner une importance exagérée et qui nous paraît due uniquement à une action mécanique : nous voulons parler de l'ulcération du frein. Nous trouvons dans nos observations le fait signalé 11 fois sur 69, plus fréquent pour les enfants très-jeunes de 2 à 3 ans, plus rare au-delà, mais nous n'en trouvions plus après 5 ans 1/2.

L'intensité et le nombre de quintes, l'existence des dents et le frottement facile de la face inférieure de la langue sur ces dernières, sont les principales causes de cette légère ulcération qu'on a peut-être tort de désigner sous le nom d'ulcération du frein, quoique ce soit là le siège habituel de la solution de continuité. C'est plutôt une ulcération sublingale ainsi que le prouve le cas suivant :

Chez un enfant de deux ans, dont l'évolution dentaire s'était faite d'une façon bizarre, c'est-à-dire que les deux incisives inférieures étaient tellement écartées l'une de l'autre, que l'espace qui les séparait mesurait presque un centimètre, nous avons pu observer, non pas une ulcération du frein, mais deux petites ulcérations sur les côtés de la langue et répondant exactement aux incisives écartées.

C'est donc à la prédisposition individuelle, et surtout à la façon dont la langue est rejetée en dehors de la bouche dans les quintes, qu'il faut attribuer le développement de ces ulcérations.

Chez un enfant syphilitique qui contracta la coqueluche dans la salle, nous nous attendions à lui voir une ulcération du frein, non seulement à cause de la violence de ses quintes, mais aussi en raison de sa prédisposition aux ulcérations spécifiques qui se manifestaient chez lui avec une extrême facilité; il eut été intéressant de voir le cachet syphilitique présenté par cette ulcération du frein dont l'apparence normale est d'ailleurs à peu près semblable à celle des érosions spécifiques ; mais il n'en survint aucune.

Revenons maintenant aux autres complications dépendantes de l'appareil digestif. Nous avons déjà dit que les vomissements étaient parfois la cause première de certaines diarrhées pendant la coqueluche. Mais en dehors de ces diarrhées par indigestion ou mieux par digestion stomacale incomplète, nous avons eu parfois affaire à des diarrhées provenant d'entérites anatomiquement caractérisées par la présence des follicules muqueux de l'intestin hypertrophiés ou par un certain ramollissement de la muqueuse intestinale. C'était bien là une de ces diarrhées secondaires, telles qu'on les voit à la suite de la rougeole et d'autres affections exanthématiques.

Nous ne ferons que mentionner les incontinences d'urine et les garde-robes involontaires provenant de l'intensité de la quinte ; nous n'avons pas vu ces petits accidents se prolonger après la guérison de la coqueluche.

Uue fois seulement l'incontinence d'urine nocturne ayant débuté chez un enfant de 5 ans, pendant la coqueluche, persista longtemps après et s'établit d'une manière régulière, malgré un traitement approprié.

Chez une petite fille de 2 ans 1/2 nous avons rencontré une chute du rectum qui se reproduisait à chaque quinte, les douleurs et le ténesme éprouvés par cette enfant étaient extrêmes et constituaient ainsi une complication très pénible surtout à cause d'une diarrhée intercurrente. La coqueluche était heureusement de moyenne intensité quoique les quintes fussent assez fortes pour produire la chute du rectum, malgré un tampon placé à l'orifice anal.

Nous n'avons pas vu de hernie se produire sous l'influence de la coqueluche ; mais nous avons pu observer chez de jeunes enfants porteurs de hernies ombilicales que, les parents négligeaient de bien contenir à cause de leur peu d'importance, survenir un accroissement assez considérable de la hernie, par l'effort produit pendant les quintes.

Quoique nous n'ayons pas eu d'accidents à constater à la

suite de ces hernies ombilicales, nous en avons tiré un enseignement : c'était d'examiner si nos petits malades et surtout les filles avaient une certaine disposition à ces hernies, et dans ce cas, nous conseillons de leur mettre un bandage pour ainsi dire préventif.

TRAITEMENT.

Si nous passons maintenant en revue *les différents traitements* qui furent employés dans le cours de toutes les coqueluches, nous constatons à chaque pas leur inefficacité, et nous pouvons encore une fois déplorer l'impuissance de la thérapeutique contre cette maladie. Cependant nous devons faire remarquer que le caractère même de l'épidémie qui ne nous offrait la plupart du temps que des cas compliqués, ne permettait guère d'apprécier d'une manière rigoureuse l'action des médicaments mis en usage. Ainsi les médicaments ordinairement employés avec quelque avantage, échouaient le plus souvent à cause des complications qui survenaient dans le cours de la coqueluche.

La belladone et les balsamiques, qui tous deux, agissent sur les sécrétions bronchiques, mais d'une manière différente, nous ont donné parfois *d'assez bons résultats* dans les périodes catarrhales de la coqueluche.

On sait en effet, d'après les importantes recherches de M. le Dr Meuriot sur ce médicament, qu'un des modes d'action de la belladone est non seulement une diminution dans toutes les sécrétions des muqueuses, mais encore une *résorption rapide*, de tous les *liquides épanchés* à la surface des muqueuses, qui se rattache à l'activité de la circulation. Nous avons pu constater avec M. Meuriot, que si ce médicament a parfois de bons effets contre l'élément catarrhal, il reste inefficace contre l'élément nerveux de la coqueluche.

Les préparations diverses de l'opium et de la quinine, le musc, la ciguë, jusquiame, la noix vomique, la cochenille, le castoreum, le narcisse des prés, la poudre de Dower et même le chloroforme ont constamment échoué entre nos mains.

Les vomitifs, et surtout l'ipéca, répétés de temps en temps, semblaient parfois hâter l'établissement de la période catarrhale et étaient surtout efficaces dans les cas où la complication bronchique n'était pas très-intense.

Parmi les médications spécialement dirigées contre l'élément nerveux de la maladie, nous avons cru parfois que le bromure de potassium associé à l'aconit et à la belladone, produisaient une diminution dans le nombre et dans l'intensité des quintes.

Quant aux produits de l'épuration du gaz d'éclairage, non-seulement il n'a jamais selon nous produit d'effet favorable, mais en maintes circonstances il a été la cause de graves complications pulmonaires. La vaccination que nous avons appliqué deux fois sur des enfants non vaccinés antérieurement n'eut aucune influence appréciable sur la marche de la coqueluche.

OBSERVATION I.

SAINTE-GENEVIÈVE, N° 7.

Coqueluche forte avec vomissement et fièvre, ecchymose sous-conjonctivale. — Ulcération du frein. — Rougeole qui diminue la coqueluche. — Délire. — Convulsions. — Les quintes reprennent leur intensité après la rougeole. — Broncho-pneumonie par poussées alternantes. — Otite double. — Surdité. — Hémorrhagies diverses et persistance des vomissements dans les quintes. — Catarrhe bronchique avec sécrétion excessive. — Amygdalite. — Angine. — Diminution de la coqueluche. — Guérison complète.

Pauline E... âgée de 5 ans, entrée le 9 mars.

Cette petite fille, d'une forte constitution et d'une bonne santé habituelle, allait à l'asile de la rue Vanneau, où elle a pris la coqueluche. Elle tousse par quintes depuis environ 15 jours, mais depuis huit jours elle est plus malade et a dû être alitée, ses quintes étant devenues plus fortes et ayant provoqué des vomissements et de la fièvre.

On constate des râles gros et humides dans les deux côtés de sa poitrine, le pouls est à 140, la face est injectée. Devant nous elle est prise d'une quinte extrêmement violente, pendant laquelle sa figure bleuit, et qui se termine par un vomissement de mucosités qu'accompagne une petite proportion de matières alimentaires. L'auscultation de la poitrine après la quinte permet de constater que la respiration se fait bien sans être accompagnée des gros râles entendus précédemment, les bronches s'étant bien vidées de leurs mucosités par les quintes. On s'aperçoit aussitôt après cette quinte violente, qu'une petite ecchymose s'est faite sur la conjonctive gauche à l'angle interne de l'œil qui paraît d'un rouge vif quand on fait regarder l'enfant en dehors.—(Café, Bromure de potassium 0,25).

Les jours suivants, même état, quintes fort nombreuses souvent suivies de vomissements. On voit au-dessous de la langue une petite vésicule qui n'est autre que le début d'une ulcération du frein; en effet, cette petite vésicule ne tarde pas à s'ulcérer en frottant contre les dents incisives inférieures qui sont très-coupantes.

Pendant toute la fin du mois de mars, la coqueluche persista avec la même intensité, le pouls variant de 124 à 144, les vomissements se répétant trois, quatre et cinq fois par jour, mais sans amener d'autre complication.

Les traitements mis en usage, bromure de potassium jusqu'à 2 grammes, sirop de tolu, sirop de belladone administrés successivement n'amènent aucune modification. Le café noir qui avait semblé réussir les premiers jours, cessa bientôt de diminuer les vomissements.

Le 3 avril, on a remarqué une légère diminution dans les quintes de la nuit (5 à 7 au lieu de 15 à 16).

L'enfant paraît très-prostrée, la figure est rouge et bouffie, les yeux très-larmoyants, le pouls est à 144. On voit sur la face, le menton et le col un petit pointillé rouge. Dans la journée une belle éruption de rougeole se manifeste.

Le 4, délire dans la nuit, quintes persistantes mais moins fortes et moins fréquentes, catarrhe morbilleux même quelques râles fins aux deux bases, prostration, face vultueuse. Pouls 176, 60 inspirations. — (Ipéca, julep, acétate d'ammoniaque 3 grammes).

Le 5, l'enfant a eu des convulsions pendant la nuit.

Le 6, même état, notable diminution dans l'intensité des quintes. Pouls 148, 46 inspirations.

Le 7, la dyspnée est un peu moindre, mais les râles persistent à être fins surtout à gauche, la respiration est toujours rude sans souffle. Pouls 128.

Le 8, amélioration notable de l'état général, mais les quintes reparaissent avec le sifflement, râles fins à droite.

Les jours suivants la coqueluche reprit beaucoup de son intensité sans cependant être aussi forte qu'avant l'apparition de la rougeole. Le catarrhe pulmonaire persista, offrant des alternatives de congestion, tantôt du poumon gauche, tantôt du poumon droit. Le pouls resta à 120. — (Sirop de tolu et sirop de belladone).

Le 16, otite double qui suppure et rend l'enfant très-sourde. On voit sur son oreiller des traces de pus mêlé de sang provenant des oreilles.

Nous pensons que ces petites hémorrhagies par l'oreille ont dû se produire par suite de l'intensité des quintes qui persistent à être assez fortes pendant la nuit. En effet, on retrouve encore du sang provenant de la bouche ou du nez dans les mucosités rejetées par les vomissements qui apparaissent encore de temps en temps.

Le 25 avril, la surdité persiste, l'enfant conserve comme complication de sa rougeole, outre son otite, une conjonctivite et un coryza. Mais une autre complication, que nous ne pouvons rattacher bien spécialement à l'une ou à l'autre de ces maladies, vient se montrer encore ; c'est une angine avec amygdalite assez forte.

Pendant tout ce temps, la coqueluche continuait à décroître lentement, mais le pouls restait toujours fréquent. La bronchite avait presque entièrement disparu et l'auscultation ne dénotait que de gros râles qui disparaissaient après les quintes.

Le 12 mai, il n'y a plus de vomissement et on constate une grande diminution dans la quantité des mucosités rejetées par l'expectoration qui, jusque-là, était très-abondante à chaque quinte.

Le 17 mai, encore quelques quintes rares.

Le 23, l'enfant sort presque entièrement guérie.

OBSERVATION II.

SAINTE GENEVIÈVE, N° 20.

Coqueluche simple avec fièvre forte. — Œdème de la face. — Vomissements. — Diarrhée. — Broncho-pneumonie. — Mort subite dans une quinte.

Marie B..., âgée de 5 ans 1/2. Entrée à l'hôpital le 11 avril.

Cette petite fille fortement constituée et d'une bonne santé habituelle, tousse un peu depuis un mois, mais depuis huit jours, elle tousse par quintes et a de la fièvre.

Nous constatons, en effet, une coqueluche avec peu de sifflement, mais des reprises très-fréquentes. A l'auscultation on entend des râles gros et humides mêlés à quelques râles fins aux deux bases, la poitrine se vide bien des gros râles après les quintes, mais les râles fins persistent encore. Pouls à 140 et température 39°2 après la quinte. — (Ipéca).

Les jours suivants les quintes augmentent et amènent beaucoup de mucosités opaques.

Le 14, la face est bouffie et les yeux congestionnés, les quintes toujours très-fortes (plus de vingt pendant la nuit) amènent parfois des vomissements et font rendre d'épaisses mucosités mêlées de sang qui proviennent de la bouche, il n'y a pas d'ulcération du frein. Nous assistons à une quinte avec dix-huit reprises et nous remarquons que le sifflement ne se fait entendre que trois ou quatre fois pendant ce temps, la poitrine se vide en partie de ses mucosités et il ne reste que des râles moyens et fins. Pouls 154.

Le 15, la broncho-pneumonie se caractérise, surtout à droite, par du souffle.

Les 16, 17, 18, l'enfant est prise de diarrhée et les vomissements se répètent plus souvent à la suite des quintes, avec expectoration très-abondante. Pouls 144, irrégulier.

Le 19, même état, souffle des deux côtés, mais plus fort à

droite. Dans la nuit du 19 au 20, l'enfant meurt subitement dans une quinte très-violente.

Opposition à l'autopsie.

OBSERVATION III.

SAINT-LOUIS, N° 28.

Coqueluche simple, moyenne, sans complications pendant un mois et demi. — Broncho-pneumonie double. — Mort. — Foyers d'apoplexies interstitiels dans le rein.

Pierre Eugène B... âgé de 2 ans 1/2. Entré le 19 février.

Dans un premier séjour à l'hôpital, un mois environ avant, cet enfant avait eu une rougeole assez bénigne et était sorti bien guéri.

Sa mère, en le ramenant à l'hôpital, nous dit, que depuis sa sortie, il n'avait cessé de tousser, et que depuis deux jours cette toux prend un caractère quinteux. Nous constatons, en effet, de la fièvre, le pouls à 112, et un catarrhe bronchique peu intense caractérisé par de gros râles humides des deux côtés de la poitrine. Une quinte de toux survient bientôt et confirme la coqueluche que nous supposâmes avoir été contractée dix jours environ auparavant, pendant le premier séjour de l'enfant, dans une de nos salles où se trouvaient plusieurs cas de coqueluche.

Le 22, les quintes deviennent plus fréquentes et se complètent par le sifflement qui était rare les jours précédents.

Le 25, même état, sept à huit quintes seulement. Le pouls bat de 108 à 112.

Cet état de coqueluche moyenne, sans complication d'aucun ordre, se continua durant tout le mois de mars avec des alternatives de fièvre assez violente et d'apyretie relative, c'est-à-dire qu'alors même que la température était normale, une fréquence de pouls persistait, variant de 92 à 120 pulsations. Pendant tout ce temps, les traitements mis en usage ne modifièrent en rien la maladie.

Le 5 avril, les quintes qui n'étaient ni très-fortes, ni très-nombreuses, reprirent avec plus d'intensité. On avait aussi remarqué dans les jours précédents un peu d'abattement et de prostration et la fièvre semblait aussi s'être ranimée. A l'auscultation, on trouva des râles crépitants, fins, disséminés des deux côtés et mêlés à une respiration rude.— (Teinture d'iode).

Le 7, les râles deviennent plus fins et la respiration est soufflante à droite, grande prostration ; la face est rouge, les quintes augmentent et sont parfois si violentes que l'enfant bleuit et manque de suffoquer. Le pouls est à 160 et la température à 40°,2. Pendant les jours suivants, la broncho-pneumonie double se complète avec prédominance du côté droit où l'on entend du souffle tubaire avec diminution de sonorité, le pouls s'élève à plus de 180 pulsations, sans que les quintes cessent ou même diminuent jusqu'au jour de la mort de l'enfant qui succomba le 13 avril.

Autopsie. — Broncho-pneumonie double et pneumonie lobulaire disséminée avec hépatisation aux deux bases, surtout à la base droite, emphysème du sommet et du bord antérieur des deux poumons.

Foie. — Un peu hypertrophié, très-congestionné, saignant à la coupe.

Reins. — Les deux reins sont remarquablement congestionnés, ils présentent une coloration d'un rouge violacé, la capsule fibreuse est colorée par places d'une manière plus foncée et semble soulevée par des épanchements sanguins. La substance corticale des deux reins est violacée, gorgée de sang. Le rein gauche est dilacéré le long du bord convexe par deux foyers apoplectiques interstitiels qui ont dissocié les éléments du rein et qui gagnent en profondeur les colonnes de Bertin. La coloration des pyramides de Malpighi est également plus foncée qu'à l'état normal.

OBSERVATION IV.

SAINTE-GENEVIÈVE, N° 6.

Coqueluche forte. — Convulsions violentes. — Menace d'asphyxie par convulsions et quintes.— Œdème généralisé.—Broncho-pneumonie. — Abcès multiples. — Guérison de la coqueluche,

Marie T..., âgée de deux ans, entre le 25 janvier. Cette petite fille tousse depuis une rougeole légère qu'elle a eu il y a environ cinq semaines.

Depuis environ quinze jours, la toux a pris un caractère quinteux et la coqueluche fut confirmée par un médecin en ville. Les quintes étaient très-violentes et l'enfant bleuissait.

La mère l'amène à l'hôpital parce que l'enfant a eu des convulsions et qu'elle l'a trouvée très-enflée.

En effet, à la visite, nous trouvons l'enfant dans une convulsion survenue après une quinte de coqueluche.

La convulsion dure assez longtemps pour mettre en danger la vie de l'enfant qui, pendant tout ce temps, respirait à peine et s'asphyxiait peu à peu sous l'influence d'efforts convulsifs, les yeux sont tournés en haut et il y a une forte contracture des mâchoires, la face est cyanosée et il y a un silence absolu dans la poitrine. On fait immédiatement la respiration artificielle avec des inhalations forcées à l'aide de deux ballons d'oxygène qui se trouvaient dans la salle. On met l'enfant dans un bain sinapisé, et on pratique sur les membres des frictions qu'on est obligé d'exécuter avec modération à cause de l'anasarque ; l'œdème est très marqué, surtout aux membres inférieurs.

Peu à peu l'enfant revint à elle, les convulsions cessèrent, la respiration se rétablit et il se fit des efforts de toux, n'amenant que des quintes incomplètes.

Dans la soirée les convulsions reparurent, mais avec

moins d'intensité, malgré les quintes de coqueluche qui revinrent pendant la journée.

Le 27, légère constipation, pas de vomissements, même dans les quintes, l'auscultation de la poitrine ne révèle que des râles gros et humides, mais peu abondants. Pouls 134. L'œdème des membres inférieurs persiste ; celui des parois du ventre semble avoir diminué.

(Lavement purgatif, sirop de belladone et julep avec eau de laurier-cerise.)

Le 28, les quintes sont toujours fortes. Encore quelques mouvements convulsifs, mais très-légers. Etat satisfaisant de la poitrine dont l'auscultation ne révèle aucun râle après les quintes. Le pouls reste très fréquent, 152.

La coqueluche se continua sans nouvelle complication jusqu'au 18 février, où une broncho-pneumonie de moyenne intensité se manifesta, caractérisée par des râles fins, une respiration soufflante et une forte dyspnée.

Cette broncho-pneumonie guérit après quelques jours sans avoir modifié la coqueluche qui ne commença à diminuer que vers le 5 ou 6 mars.

L'enfant eut aussi quelques petits abcès scrofuleux qu'on fut obligé d'ouvrir pendant le cours de sa coqueluche qui guérit complètement à la fin de mars. — Exeat le 29 mars.

OBSERVATION V.

SAINTE-GENEVIÈVE, N° 18.

Coqueluche avec convulsions au début et pendant la maladie. — Broncho-pneumonie double. — Convulsions ultimes. — Mort.

Marguerite C..., âgée de 2 ans, d'une bonne santé et d'une constitution moyenne tousse depuis quinze jours et présente quelques quintes de coqueluche depuis huit jours. A pris la coqueluche de son frère qui l'a depuis trois semaines.

A son entrée, le 5 février, on nous apprend qu'elle a eu des convulsions la veille au soir ce qui décide la mère à l'amener à l'hôpital.

On constate à l'auscultation des râles sous-crépitants aux deux bases.

Les quintes sont courtes et peu fréquentes mais assez violentes. Pouls 160. — (Ipéca le matin, le soir sirop de belladone 15 grammes et musc 0,25 centigrammes).

Le 6, les convulsions n'ont pas reparu, mais les quintes se caractérisent et deviennent plus fortes. La poitrine est toujours pleine de râles qui deviennent plus fins.

Le 7, il se fait une pneumonie à gauche, caractérisée par du souffle et des râles fins, tandis qu'à gauche les râles sont gros et humides. — (Tartre stibiré).

Le 8, les convulsions reparaissent. Il est à remarquer que, le plus souvent, elles ne sont pas provoquées par les quintes qui sont toujours assez fréquentes mais qui redeviennent incomplètes comme au début. Le sifflement manque parfois, quoiqu'il y ait six et huit reprises dans la quinte.

On constate à cette époque, au-dessous de la langue et des deux côtés du frein, deux petites ulcérations qui répondent exactement aux deux dents incisives qui, par une bizarrerie d'évolution, sont écartées l'une de l'autre d'environ sept à huit millimètres.

Le 10, même état, mais les deux côtés sont pris de broncho-pneumonie avec souffle intense aux deux bases. — (Deux petits vésicatoires).

Le 11, même état; le sifflement reparaît et les quintes sont plus intenses (12 à 15). Pouls 170. Température 40°6 et 41°1 après la quinte. Les jours suivants la poitrine se prend davantage et les convulsions se montrent plus fréquentes et durent aussi plus longtemps.

Le 17, souffle dans toute la hauteur du poumon droit, l'enfant commence des quintes qu'elle n'a plus la force d'achever et qui, avec les convulsions, ne font que hâter l'asphyxie qui l'enlève le soir même.

Autopsie. — Broncho-pneumonie avec pus dans les bronches. Noyaux d'hépatisation disséminés, ganglions bronchiques énormes non tuberculeux, foie hypertrophié. Cerveau, hyperhémié sans ramollissement. Caillots organisés dans les sinus de la dure-mère.

OBSERVATION VI.

SAINT-LOUIS, N° 3.

Coqueluche développée chez un enfant atteint de spasmes de la glotte. — Rougeole qui ne modifie ni les spasmes, ni la coqueluche. — Convulsions. — Broncho-pneumonie. — Mort.

Gustave G..., âgé de 2 ans, entre le 9 mars.

Enfant très rachitique et ne marchant pas encore est amené à l'hôpital pour des convulsions internes. On constate en effet quelques spasmes de la glotte revenant deux ou trois fois dans la journée, surtout après que l'enfant a pleuré.

Frictions au-devant du col et de la poitrine avec pommade de chloroforme et julep avec 0,25 centigrammes de musc.

L'enfant n'étant pas vacciné, on le vaccine avec du vaccin de vache le 12 mars.

Le 17, les spasmes qui étaient rares dans les premiers jours reviennent plus souvent et durent un peu plus longtemps. Pouls 108. Rien d'anormal à l'auscultation, malgré une petite toux sèche et opiniâtre.

Le 23, la toux augmente, prend un caractère quinteux et s'accompagne à chaque fois de spasmes. Pouls 120, qui sont de plus en plus fréquents.

Le 24, nous assistons à une véritable quinte de coqueluche que l'enfant a bien certainement gagnée de ses voisins; le nombre des spasmes s'élève à 25 ou 30 dans la journée, ils surviennent à la suite des quintes qui ne sont pas aussi fréquentes. Pouls 130.

Le 27, apparition d'une rougeole très confluente qui ne diminue pas les spasmes ni les quintes de coqueluche.

Le 28, même état; convulsions générales qui durent près de 10 minutes et menace de suffocation. Forte congestion pulmonaire, râles fins disséminés. Pouls 148. Température 40° 7.

Le 30, la congestion pulmonaire augmente et la respiration est très soufflante, le moindre cri ou même un mouvement développe une série de spasmes alternant avec des quintes étouffées et incomplètes. — Dyspnée excessive.

Le 31, mort.

Autopsie. — A l'autopsie, on trouve le thymus persistant avec une légère augmentation de volume.

Le larynx est entièrement sain. Les deux poumons sont hépatisés par places, pneumonie lobulaire disséminée. Emphysème des lobes supérieurs en avant.

Quelques points d'apoplexie pulmonaire et même sous-pleural.

La moelle et les nerfs pneumo-gastriques, sont entièrement sains.

OBSERVATION VII.

SAINT-JEAN, N° 24.

Coqueluche compliquée de broncho-pneumonie.—Convulsions légères. — Poussée méningitique. — Pleuro-pneumonie gauche précédé d'une pneumonie du sommet probablement tuberculeuse. — Gangrène du scrotum et plaques d'ecthyma gangréneux. — Mort.

Alfred G..., âgé de 3 ans, entre le 3 février avec une coqueluche confirmée datant d'environ 3 semaines ; cet enfant est plus sérieusement malade depuis quelques jours, il a de la fièvre, de la dyspnée, ses quintes sont très-fortes mais peu fréquentes.

On constate une broncho-pneumonie double avec prédominance du côté droit. Les jours suivants, l'état général et les phénomènes thoraciques restent stationnaires, mais le nombre des quintes augmente.

Même état jusqu'au 24 février. A ce moment, le pouls qui avait toujours été très-rapide et fébrile tombe brusquement à 72, l'enfant est abattu et présente des vomissements en dehors des quintes qui restent fortes ; alternatives de torpeur et d'agitation allant parfois jusqu'à de légères convulsions. Le pouls est petit et irrégulier. — (Calomel et lavement purgatif. Teinture d'iode sur la tête.)

Cette petite poussée méningitique dura deux ou trois jours, puis les phénomènes nerveux cessèrent — le pouls redevint fréquent et les phénomènes thoraciques qui depuis quelque temps et pendant cette période ne présentaient qu'un état catarrhal interne, reprirent avec plus d'intensité.

Une nouvelle broncho-pneumonie se manifesta, et même l'auscultation révéla de la pneumonie du sommet gauche, tandis qu'à la base, la diminution du son et d'élasticité dénotait un épanchement.

Le 5 mars, l'état général s'aggrave, l'enfant maigrit et on constate sur les parties génitales une rougeur livide qui ne tarda pas à se transformer en gangrène. — Tout le scrotum est rouge et œdématié et une plaque gangréneuse s'étend sur la partie droite du scrotum en s'étendant vers la hanche. De plus, on voit à peu de distance sur la cuisse une autre plaque gangréneuse moins considérable, mais de même teinte.

Sur le reste du corps on retrouve des pustules d'ecthyma qui sont en voie d'ulcération gangréneuse.

Ces complications, jointes à l'état grave de la coqueluche qui persista très-forte et de la pleuro-pneumonie, ne tardèrent pas à enlever le petit malade qui mourut le 12 mars.

Opposition à l'autopsie.

OBSERVATION VIII

SAINT-LOUIS, N° 27

Coqueluche simple puis compliquée de rougeole qui ne modifie pas la coqueluche. — Broncho-pneumonie double par poussées successives et prédominant alternativement des deux côtés. — Angine forte. — Dysphagie. — Gangrène ultime du pharynx et de l'épiglotte.

Charles G..., âgé de 3 ans1/2 demie. Entré le 12 février, cet enfant est mal portant depuis à peu près trois mois, mais il ne tousse que depuis environ quinze jours. Il a, depuis quelques jours, de fortes quintes de coqueluche.

L'auscultation ne dénote que des râles humides peu abondants. Cependant le pouls est assez fréquent (120). Il n'y a pas d'ulcération sublinguale, d'ailleurs les quintes, quoique fortes, ne sont pas très-fréquentes. — (Bromure de potassium 0,50.)

Même état jusqu'au 28 février. L'enfant à ce moment est très-oppressé et les quintes sont plus fréquentes, on n'entend que des râles sibilants dans les deux côtés de la poitrine.

Le 29, les râles restent humides sans devenir fins, mais l'oppression augmente, le pouls est à 130 et la température s'élève à 39°6. Les yeux sont larmoyants et nous annoncent une rougeole qui apparaît le lendemain.

Le 1er mars, éruption rubéolique imparfaite, l'apparition de la rougeole ne modifie en rien la coqueluche, les quintes persistent aussi fortes et aussi nombreuses. — (Sirop de belladone.)

Le 2 mars, l'éruption de rougeole est plus apparente et presque boutonneuse sur la face. Pouls 144. Température 40°, après une quinte 40°2.

Le 4 mars, diarrhée assez forte. Catarrhe rubéolique persistant, caractérisé par des râles gros et abondants. Les quintes toujours aussi fortes amènent des crachats épais et puriformes. Abattement et prostration entre les quintes. La dyspnée persiste, le pouls et la température s'élèvent aussi. 60 respirations. Pouls 168. Température 41.

Malgré l'absence de signes stéthoscopiques, la réunion de ces symptômes nous fait croire qu'il se fait des points de pneumonie au centre.

Le 5 mars, en effet, on constate le lendemain du souffle et des râles fins à la base des deux poumons, mais surtout à gauche. — (Sirop de belladone. Julep.)

Le 9, légère amélioration de la broncho pneumonie, le pouls reste élevé. Pulsations 156. Température 39°,6. Les quintes sont toujours fortes et deviennent un peu plus fréquentes.

Le 12, l'amélioration ne dure pas. Nouvelle poussée de broncho-pneumonie avec dyspnée et chaleur excessive. Le pouls 180. Température 40.

Les jours suivants même état avec alternatives de bien et de mal sans que le moindre changement survienne dans la coqueluche qui semble même augmenter.

Le 22, encore une nouvelle poussée de broncho-pneumonie, souffle intense des deux côtés mêlé de gros râles ressemblant parfois à du gargouillement. Angine assez forte et légère dysphagie.

Le 23, même état, l'haleine de l'enfant est très-fétide, il n'existe pas d'angine couenneuse, mais la gorge est très-rouge, la langue est sèche et très-rouge, l'odeur de l'haleine est si fétide qu'on pense à une gangrène du poumon.

Les 24 et 25, même état, la dyspnée augmente peu à peu mais les quintes persistent jusqu'à la fin et toujours aussi fortes. L'enfant meurt le 26 au matin.

L'examen microscopique du poumon que nous avons fait avec M. Bouchard nous montre une prolifération de noyaux alvéolaires restés ovoïdes, mais très-nombreux, surtout autour des vaisseaux et dans les cloisons interlobulaires. Les îlots d'hépatisation sont formés par des groupes nombreux d'alvéoles, remplis de lencocytes et de grosses cellules à un seul noyau ; ces groupes sont séparés par d'autres îlots d'alvéoles libres ou incomplètement remplis. La lésion vasculaire et conjonctive est là encore très-généralisée, mais elle n'est pas plus intense que le catarrhe qui est aussi limité à un certain nombre de points.

OBSERVATION IX

SAINT-LOUIS, N° 8.

Coqueluche très-forte. — Ecchymoses sous-conjonctivales doublées avec cercle ecchymotique circum-orbitaire. — Epistaxis. — Crachements de sang. — Rougeole, augmentation des quintes. — Broncho-pneumonie double. — Mort.

Jean J..., âgé de 5 ans1/2. Entré le 6 février.

Cet enfant assez petit, mais fortement constitué, est atteint de coqueluche qu'il a contractée de sa sœur, ses quintes sont extrêmement fortes. Sa mère l'amène à l'hôpital parce qu'elle a été effrayée de lui voir survenir subitement aux yeux de fortes ecchymoses. Nous constatons, en effet, deux fortes ecchymoses sur les deux conjonctives dont la coloration blanche a disparu sous l'épanchement sanguin.

Outre ces hémorrhagies sous-conjonctivales, tout le tou de l'orbite est bleu. Le jour même de son entrée, des quintes très-violentes ramènent autour des yeux une nouvelle poussée ecchymotique si forte, que le cercle bleuâtre dépasse d'un centimètre le dessus des sourcils et descend de 3 à 4 centimètres au-dessous de l'œil, en formant des anneaux concentriques de teinte de plus en plus foncée, de la périphérie au bord libre des paupières.

Les jours suivants, ces ecchymoses circum-orbitaires pâlirent peu à peu en passant par les mêmes phases que les yeux d'un individu ayant reçu de violents coups de poing.

Le 8 février, diminution des ecchymoses, les quintes sont toujours fortes, pas d'ulcération sublinguale. L'usage de la belladone à laquelle on l'a soumis dès son entrée a amené une éruption spéciale. Epistaxis qui amène un crachement de sang. — (Bromure de potassium 0,50 centig.)

Le 11, légère amélioration dans les quintes. Catarrhe bronchique assez intense. Pouls 112.

Le 18, recrudescence des quintes, légère dyspnée, fièvre. Pouls 130.

Le 20, rougeole dont l'apparition a été précédée d'augmentation des quintes qui persistent comme nombre et comme intensité. Dyspnée.

Le 24, broncho-pneumonie double, vomit dans ses quintes toujours fortes, il rend du sang par la bouche dans ses efforts.

Le 25, râles crépitants fins dans toute la poitrine, souffle très-fort surtout au sommet. Pouls 180. Respiration 54. Température prise après une quinte 40°2

Le 26, la face est très-cyanosée. Pouls 168. Température 39°,8. L'enfant meurt le 27 au soir.

L'autopsie est faite trente heures après la mort.

Forte congestion des deux poumons distendus par de l'emphysème aux bords antérieurs.

Nombreuses apoplexies sous-pleurales.

A la coupe, en pressant le poumon, on fait sortir des bronches de la sanie et un liquide muqueux épais, sanguinolent.

Congestion érythémateuse de l'épiglotte et des replis aryténo-épiglottiques.

Sommet du poumon droit hépatisé avec un point gros comme une petite noisette d'hépatisation grise.

A l'examen microscopique on trouve, dans les alvéoles

hépatisées des cellules en voie de régression graisseuse avancée.

Sang fluide dans le cœur. Congestion de la rate et du foie. Reins normaux. Cerveau non examiné.

OBSERVATION X

SAINT-LOUIS, N° 29.

Coqueluche. — Angine couenneuse. — Légers accès de suffocation. — Aphonie — Croup, albuminurie. — Paralysie du voile du palais. — Rougeole et broncho-pneumonie ultime. — Mort.

Bernard B..., 5 ans. Entré le 4 avril, atteint d'une forte coqueluche depuis plus d'un mois, avec un fort catarrhe pulmonaire. Ce qui le fait amener à l'hôpital, c'est une angine couenneuse commençante.

Les deux amygdales sont plaquées de fausses membranes grises et molles, la toux est rauque, la respiration est pénible et s'exécute avec tirage comme dans le croup. Pouls 140. — (Vomitif ipéca et injections dans la gorge.)

Il ne rend pas de fausses membranes.

Le 7, même état. La dyspnée est la même, la voix toujours éteinte. L'ampliation pulmonaire est faible avec quelques gros râles. Pouls 160.

Le 9, diminution des fausses membranes ; mais l'état général est toujours mauvais, le teint est pâle, l'urine est fortement albumineuse et l'enfant semble s'asphyxier lentement par intoxication. Les quintes de coqueluche persistent fortes, mais moins nombreuses.

Le 13, amélioration de l'état local, il n'y a plus de fausses membranes dans la gorge ; les quintes de coqueluche deviennent rares, mais l'enfant est très-pâle et très-faible. — (Régime tonique, vin, café.)

Le 21, paralysie du voile du palais, l'enfant est si faible qu'il ne peut se tenir debout. La coqueluche a disparu.

Le 23, éruption de rougeole incomplète.

Le 27, broncho-pneumonie double, amaigrissement considérable.

Toux éteinte, voix éraillée. Les symptômes s'aggravent et l'enfant meurt le 3 mai.

A l'autopsie, on trouve dans les deux poumons les lésions de la broncho-pneumonie. Congestion et hépatisation lobulaire. Emphysème. Dans le larynx ni dans le pharynx il ne reste aucune trace de l'affection diphthéritique, ni rougeur, ni épaississement de la muqueuse.

OBSERVATION XI.

SALLE SAINTE-GENEVIÈVE, N° 12.

Coqueluche simple et moyenne au début. — Œdème de la face. — Scarlatine. — Angine et laryngite peut-être œdémateuse. — Poussée méningitique. — La coqueluche disparaît. — Anasarque. — Rougeole. — Broncho-pneumonie. — Convulsions. — Mort.

Jeanne M..., âgée de 2 ans, entre le 19 mars.

Enfant de moyenne constitution, d'une bonne santé habituelle, est atteinte de coqueluche depuis huit à dix jours ; les quintes sont bien manifestes avec reprises et sifflement, pas d'ulcération du frein. Pouls 116. (Sulfate de quinine 0,20 centigr.).

Le 20, même état, absence de râles dans la poitrine après les quintes qui vident bien les bronches de leurs mucosités, un peu de bouffissure de la face, œdème des paupières assez marqué. Pouls 120.

Le 24, on constate sur tout le corps une éruption mal définie, que par la coïncidence de certains symptômes, on croit pouvoir rattacher à une affection mixte de rubéolo-scarlatine.

Nous allons énumérer les signes qui nous portèrent à admettre cette double éruption, nous réservant de discuter après ces mêmes symptômes et leur donner une explication différente.

D'abord, l'éruption était assez confluente, se montrant par plaques d'un rouge uniforme aux aînes, aux aisselles et dans le dos; il y avait aussi sur les cuisses des plaques moins grandes, mais offrant tous les caractères de la scarlatine, tandis qu'à la figure, sur le ventre et sur les bras, l'éruption était par petites plaques tantôt pointillées, tantôt déchiquetées avec un fond un peu blanc, ce qui rapprochait cette éruption de la rougeole. Mais d'une façon générale, la teinte était plutôt celle de la scarlatine.

Il y avait, en outre, une forte angine scarlatineuse avec amygdalite sans fausses membranes et toujours absence de râles dans la poitrine.

Cependant, les quintes avaient diminué, du reste la toux était devenue rauque et la voix presque éteinte. Cela nous fit penser à une laryngite rubéolique que nous acceptâmes d'autant plus facilement que la figure bouffie et l'œdème des paupières donnaient aux yeux un aspect larmoyant que nous mettions, ainsi qu'une diarrhée qu'on venait de constater, sur le compte de la rougeole qui nous sembla coexister avec la scarlatine à laquelle nous avions affaire.

Le pouls est à 138 et la température 38°6.

Le 26, l'éruption double commence à pâlir, la voix est toujours éteinte et la toux est rauque, les quintes sont aussi plus rares, quelques-unes passent inaperçues parce qu'elles sont parfois aphones. L'angine persiste, mais sans fausses membranes.

Le 28, la laryngite persiste, la toux est parfois croupale, toujours rien dans la poitrine, l'éruption a entièrement disparu, mais il reste sur la peau quelques marbrures qu'on met sur le compte de la rougeole. L'œdème des paupières persiste encore, mais la coqueluche semble disparaître, on surprend une quinte à peine de temps en temps.

Le 31 mars, grand abattement de l'enfant qui a vomi plusieurs fois dans la nuit. Le pouls est très lent (60). La figure atone et par moment les yeux un peu convulsés ; le soir le pouls est à 132 et irrégulier, la face se colore vivement par moments. On croit à une poussée méningitique, cependant la diarrhée persiste et on constate un peu d'œdème aux pieds.

Les jours suivants, les vomissements reparaissent et l'enfant eut de véritables convulsions qui se répétèrent deux et trois jours de suite, le pouls était redevenu fréquent.

Le 9 avril, l'œdème qui persistait surtout à la face s'était étendu d'une façon régulière à peu près sur tout le corps, la coqueluche avait entièrement disparu, mais la toux, rare du reste, était encore un peu rauque. Pouls 152.

Le 10, une éruption de rougeole extrêmement confluente se manifeste sur tout le corps. Il y a de plus, une forte congestion pulmonaire caractérisée par des râles fins. Le lendemain, l'éruption persiste encore un peu, mais elle a notablement pâli. On entend encore des râles crépitants fins dans la poitrine, mais mêlés de souffle surtout à droite. Pouls 192 et 80 respirations par minute ; l'anasarque persiste.

Le 14, légère diminution de l'œdème, convulsions qui reprennent mais d'une manière peu intense.

Dans les jours suivants, le pouls s'élève jusqu'à 200 pulsations, les mouvements convulsifs apparaissent de temps en temps. La congestion du poumon augmente ainsi que la dyspnée, l'enfant ne peut boire à cause d'une dysphagie intense que nous ne pouvons mettre que sur le compte d'une pharyngite et de l'angine que l'on constate avoir persisté jusqu'à ce moment.

Enfin, la poitrine se prend de plus en plus et l'enfant succombe dans la nuit du 16 au 17.

Autopsie. — On constate les lésions de la bronchopneumonie et de la pneumonie lobulaire disséminée avec de nombreux noyaux d'hépatisation surtout à droite. Épanchement assez abondant dans le péricarde. Ecchymoses sous pleurales, forte rougeur de la muqueuse laryngée et trachéale, pas traces de fausses membranes.

OBSERVATION XII.

SALLE SAINTE-GENEVIÈVE, N° 27.

Coqueluche précédée de bronchite. — Quintes fortes. — Vaccine sans effet. — Œdème de la face. — Rougeole qui ne modifie la coqueluche qu'en augmentant la fièvre. — Croup rubéolique. — Forte congestion pulmonaire.

Emélie C..., âgée de 2 ans 1/2. Entrée le 12 février 1868.

Cette enfant, mal portante depuis longtemps, toussait fréquemment et était atteinte de bronchite depuis environ trois mois quand sa toux changea de caractère, il y a trois semaines, et revint par quintes.

Depuis ce moment les quintes n'ont pas cessé et ont augmenté de fréquence et d'intensité.

A son entrée, nous constatons une coqueluche assez forte avec fièvre, (pouls 124) et sans complications thoraciques, et nous commençons le traitement par le bromure de potassium, 0,50 centigr.

Le 20, aucune amélioration de la coqueluche, 10 à 12 quintes fortes par jour comme au début.

Ayant constaté que cette enfant ne portait pas de traces de vaccin, on la vaccina le 22 février, sans effet.

Le 24, les quintes persistent et le pouls, qui n'avait pas dépassé 130, s'élève à 140 et 148 ; l'enfant qui n'avait vomi qu'une ou deux fois dans ses quintes, est prise de vomissements en dehors des quintes.

Le 25, la figure est bouffie plus que de coutume et les

yeux très-larmoyants. On constate l'apparition de la rougeole sur le col et aux cuisses, les quintes persistent et sont très fortes. —(Boissons chaudes et julep gommeux. On cesse le bromure de potassium).

Le 26, l'éruption n'est pas intense et semble incomplète ; les quintes, loin de diminuer, augmentent chaque jour. (20 à 25 par jour.)

La voix est un peu éraillée et parfois éteinte, la toux prend par moments un caractère croupal. La gorge est un peu rouge, mais en n'aperçoit pas de fausses membranes.

Le catarrhe bronchique augmente, mais les râles restent gros et humides. — (Ipéca.)

Le 27, la coqueluche persiste, mais les quintes ne sont plus sonores, la voix est éteinte, toujours absence de fausses membranes. On pense cependant à un croup rubéolique, car, outre la voix éteinte, le caractère de la toux devient croupal, la respiration est pénible et prend le type *abdomino-costal* inférieur.

Un nouveau vomitif qui ne fait rendre aucune fausse membrane, ramène un peu d'amélioration dans la respiration. La poitrine qui était pleine de gros râles, se vide. Pouls 154.

Le 28, même état, l'éruption a disparu, mais la respiration est toujours pénible ; il se fait de la congestion pulmonaire, caractérisée par des râles fins, disséminés. Pouls 160. Température 39°4. La toux reste croupale, la gorge rouge et la voix éteinte. Les quelques accès de suffocation de la veille ne sont pas répétés.

Le 29, légère amélioration. Pouls 148, mais la respiration est toujours anxieuse et fréquente, (48 inspirations), râles fins, sans souffle.

Le 1er mars, même état, 38 quintes dans la journée, la voix est toujours éteinte, mais la toux perd un peu son caractère croupal et laryngé ; l'état de la poitrine est un peu meilleur, les râles redeviennent humides et gros. — (Belladone et musc).

Le 3, légère amélioration de l'état général. Malgré 23 quintes et 172 pulsations, la voix reste éteinte.

Ce fut dans cet état extrêmement grave, que les parents voulurent reprendre leur enfant.

OBSERVATION XIII.

SALLE SAINT-LOUIS, N° 10.

Laryngite striduleuse. — Coqueluche. — Laryngite œdémateuse. — Accès de suffocation répétés. — Menace d'asphyxie. — Trachéotomie. — Congestion pulmonaire.—Gangrène de la plaie. — Mort.

Vincent M..., âgé de 3 ans, entré le 17 avril, était déjà depuis deux mois dans le service des ophthalmies, quand une bronchite avec toux croupale et des accès de laryngite striduleuse l'amenèrent dans un service de maladies aiguës. Cette laryngite durait au moins depuis quinze jours, mais la toux, tout en gardant son cachet croupal et sa raucité, devint de plus en plus fréquente, et enfin se caractérisa en quintes de coqueluche.

Le 28 avril, le pouls s'élevait à 128 en dehors des quintes ; la respiration était seulement mêlée de gros râles ; les quintes étaient assez nombreuses avec reprises fréquentes et parfois un sifflement très prolongé. (Ipéca).

Le caractère de cette toux, composée des reprises de la coqueluche et du timbre rauque du faux croup, avait un cachet tout à fait à part.

A l'inspection de la la gorge, on ne voyait qu'une rougeur médiocre des amygdales et de l'isthme du gosier.

Le 29, même état, seulement la fièvre a augmenté notablement, et l'enfant offre une forte dyspnée.

On pensa qu'il allait avoir une pneumonie, mais les râles restent gros et humides, sans qu'on puisse découvrir des râles fins. Dans la journée, la dyspnée augmente, et la voix qui était seulement rauque s'éteint tout à fait.

Dans la nuit, il est pris d'accès de suffocation si violents qu'on pense qu'il a le croup.

Le 30 au matin, nous trouvons l'enfant cyanosé, aphone et avec une dyspnée extrêmement intense, la respiration se fait mal, et à l'auscultation on entend à peine le murmure respiratoire.

A chaque inspiration, on voit le thorax exécuter de violents mouvements, le creux épigastrique se déprimer, en un mot, la respiration est abdomino-costale et très pénible; de plus, on entend le sifflement laryngo-trachéal.

La gorge est plus rouge que la veille, mais il n'y a pas traces de fausses membranes; on croit avoir affaire à un croup.

On se décide à pratiquer la trachéotomie. Il existait au devant du col un lacis veineux gonflé par la difficulté de la circulation; on fut obligé de couper ces veines, et il y eut une forte hémorrhagie qui dura même après l'introduction de la canule, et nécessita l'emploi du perchlorure de fer.

L'opération terminée, la dyspnée persista, et l'enfant eut encore des quintes aphones qui firent repartir le sang autour de la plaie; cependant ces hémorrhagies abondantes semblaient avoir fait diminuer la cyanose, et il y eut dans l'après-midi une légère amélioration de l'état général et un peu moins de dyspnée. Il faut noter qu'aucune fausse membrane ne fut rendue par la plaie de la trachée, ce qui donnait raison à ceux qui, comme nous, doutaient du croup et pensaient à une laryngo-trachéite simple, mais fortement inflammatoire.

Le 1er mai, la respiration est toujours pénible, le pouls bat 200 pulsations; toujours pas de fausses membranes ; la gorge seulement rouge; les inspirations sont très courtes.

A l'auscultation de la poitrine, on entend à la base, à droite, quelques râles fins à la fin de l'inspiration qui est bruyante.

On remarque encore parfois des quintes de coqueluche aphones qui font bleuir l'enfant.

Le 2 mai, pouls 192 ; il y a un peu moins de dyspnée ; encore de la congestion aux deux bases des poumons en arrière, surtout à droite.

Le 3 mai, dans la nuit, le malade a présenté encore de terribles accès de dyspnée ; le matin on le trouve calme, et le pouls ne bat que 176.

On retire la canule et on trouve que la plaie offre une odeur gangréneuse et une apparence de rougeur phlegmoneuse; l'ouverture de la plaie restant béante, l'enfant se passe de canule.

De nouvelles quintes à moitié aphones se renouvellent et mettent à chaque fois l'enfant dans un état si grave qu'on croit qu'il va mourir.

Il traîna dans cet état avec des alternations de dyspnée et de quintes de toux jusqu'au lendemain et mourut le 4 mai au matin.

A l'autopsie, faite trente-quatre heures après la mort, on ne trouve pas la moindre fausse membrane ni dans le larynx ni dans la trachée, mais ces deux organes sont extrêmement rouges, et la muqueuse en paraît un peu épaissie.

Les bords de la plaie de la trachée sont gangréneux; les deux poumons sont fortement congestionnés, surtout à la base, mais ne présentent pas de points de pneumonie. A la pression, il ne s'en écoule que du liquide sanieux et aéré sans pus. Il y a une forte rougeur dans toutes les bronches, jusqu'aux plus fines ramifications.

Enfin, on trouve un ganglion bronchique très volumineux et rempli de matière tuberculeuse (caséeuse) en voie de ramollissement.

Ce ganglion, unique d'ailleurs, situé au niveau de la bifurcation des bronches, a pu ne pas être étranger aux accès de suffocation.

OBSERVATION XIV

SAINTE-GENEVIÈVE, N° 25.

Coqueluche d'un mois. — Œdème de la face. — Angine laryngée et amygdalite simple. — Bronchite forte. — Aphonie. — Accès de suffocation. — Laryngite œdémateuse. — Amélioration.

Marie J.-B..., 2 ans 1/2, entrée le 30 avril. Atteinte de coqueluche depuis près d'un mois. Diarrhée forte depuis quelques jours avec fièvre. La face est bouffie, la voix un peu éteinte. Angine avec forte rougeur et gonflement considérable des amygdales sans fausses membranes. Les quintes de coqueluche ne sont pas très-fortes, mais bien caractérisées avec reprises et sifflement.

La poitrine est pleine de râles humides qui ne persistent pas après les quintes. — (Ipéca, pédiluves.)

Le 2 mai, la bouffissure de la face semble augmenter, la voix est toujours éteinte, pas de dyspnée. L'urine ne contient pas d'albumine, l'angine persiste avec sa rougeur, sans fausses membranes.

Le 10, la coqueluche fait des progrès, les quintes sont plus nombreuses et l'enfant bleuit. Visage bouffi un peu cyanosé. Accès de suffocation s'étant répétés, même entre les quintes.

180 pulsations, 70 respirations irrégulières. Râles humides dans la poitrine sans souffle ni matité.

L'enfant saigne de la bouche dans ses quintes, les amygdales sont moins grosses, mais l'angine persiste.

La voix est toujours éraillée et la toux moins sonore.

Vomitif qui amène du soulagement dans l'état de la respiration.

Le 16, amélioration de la laryngite. La coqueluche persiste à être forte. Pouls 160. 56 respirations. Râles de bronchite épars dans la poitrine.

Le 17, même état, les parents reprennent leur enfant.

OBSERVATION XV

SAINTE-GENEVIÈVE, N° 1.

Coqueluche en voie de guérison. — Angine couenneuse et croup. — Trachéotomie. — Réapparition des quintes de coqueluche. — Erysipèle de la plaie. — Varioloïde discrète. — Guérison du croup et de la coqueluche.

Augustine B..., âgée de 5 ans, entre le 28 février pour une angine couenneuse avec croup.

Depuis quatre mois, cette enfant était atteinte d'une coqueluche qui était en voie de guérison quand, quatre jours avant son entrée, sa mère remarqua que le timbre de sa toux était changé et qu'elle avait beaucoup de fièvre et d'oppression.

Deux accès d'étouffement s'étant manifestés et la toux ayant pris un caractère tout à fait croupal, la mère se décida à amener l'enfant à l'hôpital où on constata l'angine couenneuse.

Comme les accès d'étouffement se répétèrent dans la journée, on se décida à pratiquer la trachéotomie, après que les vomitifs eurent été donnés sans succès. — (Julep, chlorate de potasse.)

Une grande amélioration suivit l'opération pendant laquelle il n'avait pas été rendu de fausses membranes. Cependant des quintes de toux de coqueluche se produisirent avec les reprises et la congestion de la face, mais avec un caractère spécial d'aphonie due à la présence de la canule. Ces quintes firent rendre quelques fausses membranes tubulées.

Le 29, pouls à 172, malgré une apparence de grande amélioration. 36 inspirations. Les quintes qui, au dire de la mère de l'enfant, étaient réduites, depuis près d'un mois, à quatre ou cinq par jour, et qui n'avaient pas augmenté lors du aébut de l'angine couenneuse, reviennent assez fréquemment (10 à 12). Température après une quinte, 39°6.

La respiration s'entend bien dans les deux poumons. Pendant les jours suivants l'état fut à peu près le même, mais une rougeur érysipèlateuse se montra autour de la plaie. Le pouls est cependant moins fréquent (140).

Le 3 mars, amélioration. Pouls 120. On laisse l'enfant sans canule pendant une heure, mais une quinte de coqueluche survint et on fut obligé de la remettre. Respiration toujours bonne.

Le 4, l'érysipèle du col pâlit et cesse de s'étendre. On constate de nouveau le sifflement dans les quintes qui surviennent pendant que l'enfant reste sans canule. Pouls 120. — (Vin de Bagnols, café, quinquina.)

Le 5 mars, éruption de varioloïde très-discrète.

Le 8, on retire tout-à-fait la canule. Les quintes sont de plus en plus rares, mais parfois encore fortes. L'enfant a bon appétit.

Le 10, amélioration notable, lap laie de la trachée se rétrécit lentement à cause des quintes qui, quoique moins fréquentes, reviennent encore de temps en temps.

Le 25, la plaie est presque entièrement bouchée et l'enfant n'a pas eu de quintes depuis trois jours. Elle sort, entièrement guérie, le 29 mars.

OBSERVATION XVI.

SALLE SAINT-LOUIS, N° 27.

Coqueluche développée chez un polydypsique dont elle exagère la maladie. — Vomissements. — Broncho-pneumonie. — Les quintes de coqueluche persistent fortes jusqu'à la mort.

Frédéric D..., âgé de 4 ans, entré le 9 janvier 1868.

Cet enfant a déjà été à l'hôpital, salle Saint-Jean. Il en est sorti le 15 août 1867. Dès cette époque, on avait remarqué qu'il buvait d'une manière exagérée. Depuis près d'un mois, ses parents ont vu sa soif augmenter graduellement; en même temps il tousse par quintes.

Etat à l'entrée : enfant pâle, amaigri; il a la peau sèche et des pustules d'ecthyma desséché sur les mains, son pouls petit, fréquent, bat 154 fois environ ; pendant l'intervalle des quintes on entend dans les deux poumons des râles de bronchite.

Il souffre d'une soif violente, impérieuse; demande continuellement à boire, se jette avec voracité sur les pots de tisane, sort même de son lit pour se procurer à boire; et le plus souvent lorsqu'il a bu, il est pris d'une quinte de coqueluche à la suite de laquelle il vomit sa boisson. Ces vomissements et ces quintes ne l'empêchent pas de recommencer immédiatement à boire; la quantité d'urine rendue n'est pas en rapport avec celle des boissons ingérées, ce qui peut s'expliquer par l'abondance des liquides qu'il vomit. Les urines sont pâles, très légèrement acides et ne renferment ni sucre, ni albumine. Densité 1006. Les selles sont rares, l'appétit nul, ainsi que le sommeil.

La vue est nette, l'intelligence est conservée, mais l'enfant est fort agité. — (Infusion de valériane. Julep avec infusion de valériane, 4 grammes).

Le 11 janvier, la quantité d'urine rendue en vingt-quatre heures a été de trois litres.

Le 12, la soif paraît toujours aussi vive, l'enfant urine un peu moins, ses vomissements sont un peu moins fréquents, pourtant les quintes de coqueluche n'ont pas diminué.

Le 13, à l'excitation des jours précédents a succédé un profond abattement; la vue des pots de tisane suffit cependant pour le faire se dresser et il boit avec ardeur même de l'infusion de valériane.

Le 14, grande prostration et affaiblissement général du petit malade qui ne peut plus demander à boire qu'à voix basse; il peut cependant marcher encore, 140 pulsations. Il a beaucoup de diarrhée.

Le 16, la diarrhée a diminué, la soif est toujours la même, mais les quintes de coqueluche augmentent de fréquence et d'intensité.

Il urine au lit.

Le 18, l'amaigrissement se prononce davantage et la peau a une teinte cyanotique. 172 pulsations.

Les quintes, après lesquelles on trouve à l'auscultation des râles assez fins, augmentent de violence; à peine sont-elles terminées que l'enfant se jette sur son verre. On a augmenté graduellement la dose d'infusion de valériane et on est arrivé à lui en faire prendre 12 grammes.

Le 19, 140 ou 160 pulsations filiformes, grande prostration, soif toujours vive, la vue est conservée et l'enfant paraît avoir encore son intelligence.

Le 20, l'état général s'aggrave. Pendant les quintes de coqueluche la face du malade bleuit, les quintes sont suivies de vomissements; l'enfant boit encore dans sa journée trois pots d'infusion de valériane, les selles qui sont diarrhéiques et l'émission des urines sont involontaires.

Le 23, après les quintes, on trouve dans les poumons, surtout dans le droit, des râles très fins; 72 respirations environ et près de 200 pulsations. Il n'a plus la force de demander à boire, mais quand on lui présente le gobelet, il avale encore avec empressement. Vomissements répétés.

Le 24, mort.

Le 25, autopsie.

Poumons. — En avant, le bord libre des poumons est emphysémateux. En arrière, les lobules pulmonaires sont congestionnés, à droite ils sont hépatisés et la pression fait sortir du pus. Dans la languette pulmonaire antérieure qui est indurée, on trouve une petite cavité remplie de matière caséeuse.

Le ganglion bronchique voisin est lui-même tuberculeux.

Cœur. — Rien dans le péricarde, le ventricule droit aminci et dilaté est rempli de sang noir liquide. Le ventricule gauche est vide, il est hypertrophié concentriquement

Reins. — La substance corticale est très congestionnée ; à son point de jonction avec les tubuli, on trouve une surface apoplectique. Rate petite et congestionnée.

Estomac. — Normal, les replis transversaux sont un peu épaissis, mais nullement ramollis, les veines sont dilatées.

Cerveau. — Pas de caillots dans le sinus longitudinal supérieur, suffusion sanguine entre l'arachnoïde et la piemère, à la partie antérieure et postérieure des hémisphères cérébraux, surtout à gauche. La substance cérébrale présente une consistance normale, les ventricules ne sont pas dilatés. L'examen microscopique de la moelle ne présente rien de particulier.

OBSERVATION XVII

SAINT-LOUIS, N° 1.

Coqueluche simple avec fièvre forte chez un enfant syphilitique. — Guérison.

Frédéric S..., 3 âns. Entré le 17 janvier 1868.

Cet enfant a été soigné dans le service pendant le mois de décembre 1867 et janvier 1868 pour une syphilis infantile caractérisée par des plaques muqueuses à l'anus, au scrotum et aux commissures des lèvres. Cette syphilis, communiquée par la mère, céda au traitement par la liqueur de van Swietey, et les bains au sublimé.

Quand il sortit du service, le 23 janvier, il ne restait plus qu'une ulcération d'assez bon aspect à la commissure gauche des lèvres.

Pendant ce premier séjour, l'enfant avait eu pour compagnons de salle plusieurs petits malades atteints de coqueluche.

Lors de sa rentrée, le 17 février, il a une toux sans caractère tranché et des râles de bronchite dans la poitrine.

Le 20 février, la toux prend franchement l'allure de la coqueluche.

Le 25, la bronchite est peu intense, mais les quintes sont fortes et la fièvre remarquablement violente. Pouls à 140.

Le 28, l'enfant est fort abattu, il a une forte fièvre. Pouls à 132. Température à 38°.

Le 29, le pouls est monté à 172, et la température à 40, les quintes sont fortes, la respiration est devenue très-rude sans qu'il y ait de râles appréciables.

A ce moment, l'ulcération de la commissure des lèvres qui était presque guérie lors de sa rentrée dans la salle, s'est de nouveau étendue, elle présente un mauvais aspect, presque une apparence gangréneuse, en même temps les lèvres et les gencives sont saignantes ; néanmoins le frein de la langue qui est fort développé chez cet enfant n'est nullement ulcéré, bien que les quintes soient fortes et que la langue soit violemment projetée au dehors pendant la toux.

Le 4 mars, le pouls est retombé à 100 pulsations, l'état général s'est amélioré, l'ulcération de la bouche a toujours mauvais aspect.

Le 7, les quintes diminuent, l'ulcération prend une meilleure coloration. Le progrès va toujours en augmentant, et le 30 mars l'enfant est guéri de sa coqueluche ainsi que de son ulcération à la commissure des lèvres.

OBSERVATION XVIII.

SALLE SAINTE-GENEVIÈVE, 13.

Coqueluche forte compliquée de pleurésie gauche, puis catarrhe bronchique intense. — Vomissements. — Guérison.

Justine P..., 3 ans 1/2. Entrée le 19 mars 1868.

Depuis un mois environ, cette enfant tousse par quintes accompagnées de sifflement. Elle n'a, disent ses parents, été en contact avec aucun enfant atteint de coqueluche.

Depuis quelques jours, elle a une fièvre assez intense; semble beaucoup plus soufflante et a sensiblement maigri.

Etat à l'entrée. — L'enfant est fort amaigri, sa peau est chaude (38°), son pouls fréquent (132 pulsations), le cœur n'offre rien d'anormal.

L'examen de la poitrine montre le côté gauche dilaté ; les espaces intercostaux, que la maigreur de l'enfant fait paraître très déprimés à droite, présentent à gauche une légère voussure. De ce côté, on trouve dans les deux tiers inférieurs une entière matité, et au dessus, de la submatité. A l'auscultation, on entend des deux côtés quelques gros râles ; à gauche, il y a pendant l'expiration un bruit de souffle assez éloigné de l'oreille.

Dans les vingt-quatre heures, l'enfant a une vingtaine de quintes avec sifflement; chaque quinte est accompagnée de 8 à 10 reprises sifflantes et suivies de l'expectoration de crachats muqueux aérés, et quelquefois de vomissements. Pas d'ulcération au frein.

Traitement.—Teinture d'iode pour badigeonner le côté gauche, tisane de queues de cerises, sirop de belladone, 5 gr. Musc, 0,05 centigrammes.

Le 23, la matité a diminué, mais il y a toujours manque d'élasticité à la percussion. L'expiration est encore soufflante.

Le 27, amélioration manifeste; on descend l'enfant au jardin; quintes fortes et nombreuses (8 à 10 par jour), un peu de diarrhée.

Le 14 avril. Depuis quinze jours, l'état général a été toujours s'améliorant; les vomissements sont devenus de moins en moins fréquents; les quintes sont plus rares. La sonorité est revenue à gauche; la repiration est encore rude, mais sans souffle ni râles. Légère éruption de varioloïde, fort discrète.

Le 20, il n'y a plus que 4 à 5 quintes chaque jour; après la quinte, la poitrine se vide bien, on n'entend plus aucun râle.

Le 5 juin, elle sort guérie, après avoir eu, le 1er juin, les oreillons qui sont survenus sans contagion et qui ont été fort bénins.

OBSERVATION XIX.

SAINTE-GENEVIÈVE, N° 17.

Coqueluche au début qui augmente peu à peu. — Rougeole qui diminue les quintes. — Spasmes de la glotte. — Broncho-pneumonie double. — Croup secondaire. — Mort.

Joséphine P... âgée de 3 ans, entrée le 5 mars.

Cette petite fille, extrêmement rachitique et n'ayant même jamais pu marcher, tousse depuis une quinzaine de jours. On constate à son entrée que la bronchite dont on la disait atteinte, n'est autre chose qu'une coqueluche au début; en effet, les quintes s'établirent de mieux en mieux caractérisées les jours qui suivirent son entrée. L'auscultation de la poitrine ne dénotait que la présence de râles humides disséminés dans les deux poumons. Le pouls était fréquent, 108 à 112. Les quintes étaient petites et peu fréquentes.

Les jours suivants, légère augmentation dans le nombre des quintes. — (Belladone.)

Le 9, quintes fortes et très fréquentes, 15 à 16 par jour. Pouls 132. Catarrhe bronchique persistant sans râles fins.

Le 17, fièvre forte, 160. Vomissements. Les quintes sont encore fortes, mais moins fréquentes.

Le 18, éruption de rougeole assez confluente. Diminution des quintes, les râles deviennent plus fins, surtout aux deux bases. Pouls 148.

Le 20, les quintes sont toujours rares, mais elles provoquent des spasmes de la glotte qui reparaissent souvent dans la journée, même en dehors de la toux.

Le 21, diarrhée verte. La congestion pulmonaire augmente et il se fait de la broncho-pneumonie que caractérisent des râles fins et du souffle prédominant à gauche.

Les quintes de coqueluche reprennent un peu plus de fréquence, mais sont parfois aphones ; d'ailleurs, la voix est elle-même modifiée et le timbre de la toux est parfois croupal, probablement sans l'influence de la laryngite rubéolique; en effet, la gorge est rouge, mais on ne voit pas de fausses membranes.

Le 22, même état, la voix est entièrement éteinte et la toux croupale, il y a une grande dyspnée à cause de la broncho-pneumonie qui est devenue double.

Les quintes de coqueluche sont rares, mais très fortes et comme étouffées et aphones. Quoiqu'il ne survienne pas d'accès de suffocation, on conclut à un croup rubéolique secondaire.

Le 23, même état, les phénomènes thoraciques augmentent d'intensité, le pouls est à 164 et la température à 41°. La dyspnée augmente, la diarrhée n'a pas cessé et l'enfant meurt le lendemain, 24 mars.

Autopsie. — Fausses membranes blanchâtres, très molles et peu adhérentes que tapisse la muqueuse laryngée, surtout sur la face inférieure de l'épiglotte au niveau des replis aryténo-épiglottiques et des ventricules du larynx qu'elles effacent. Des fausses membranes plus larges et plus épaisses tapissent les premiers anneaux de la trachée. La muqueuse est le siège d'une tuméfaction considérable et d'une vive injection, surtout dans les points occupés par les fausses membranes.

Les deux lobes supérieurs des poumons ont une teinte pâle et une apparence emphysémateuse surtout en avant. On voit en arrière des points d'un violet ardoisé de pneumonie lobulaire.

Le poumon droit contient dans son épaisseur un gros noyau d'hépatisation rouge et quelques noyaux disséminés. Dans le lobe inférieur gauche, broncho-pneumonie lobulaire au deuxième degré généralisée avec forte hypérhémie qui se retrouve aux bases des deux poumons. Les ganglions sont gros et rouges, mais non tuberculeux.

CONCLUSIONS.

I.

L'épidémie débuta à l'hôpital à la fin de décembre 1867, sous l'influence d'une constitution saisonière catarrhale. Elle y fut apportée par un enfant venu du dehors.

II.

Une recrudescence eut lieu à la fin de février et au commencement de mars, par suite d'une autre épidémie de coqueluche développée dans une salle d'asile du voisinage qui nous amena un certain nombre de nouveaux cas de coqueluche. Ce fut pendant les mois de janvier et de février qu'on observa le plus grand nombre de malades.

III.

La difficulté de préciser la contagion ne nous permit de l'affirmer que dans un cinquième des cas. — L'époque exacte du début de la première et même de la deuxième période fut souvent fort difficile à fixer.

IV.

Il existe une bronchite quinteuse qu'on peut confondre avec la coqueluche commençante qui, en effet, peut la précéder et dont elle n'est peut-être qu'une dépendance ou un diminutif en temps d'épidémie.

V.

La durée moyenne de nos coqueluches fut de 35 à 45 jours pour celles suivies de guérison, et de 25 à 35 jours pour celles terminées par la mort.

VI.

Sur un nombre de 69 coqueluches (38 filles et 31 garçons) il y eut 26 morts, 33 guérisons, 10 terminaisons douteuses La mortalité fut de 37,8 pour 100.

VII.

Dans notre épidémie, le maximum de fréquence fut à 3 ans. Le maximum de gravité à 2 ans.

VIII.

Les coqueluches observées à l'hôpital étaient primitives ou secondaires. Le nombre des coqueluches primitives fut de 26. En nous restreignant aux cas certains, nous n'en pouvons compter que 18 secondaires.

IX.

La mortalité dans les cas de coqueluche primitive, comparée à la mortalité dans les coqueluches secondaires fut à peu près la même; d'où l'on peut conclure que la gravité de la coqueluche ne tenait pas seulement à ce que la maladie était primitive ou secondaire.

X.

Dans le nombre des coqueluches secondaires, la rougeole avait préexisté 10 fois à la coqueluche.

XI.

Dans 15 cas, la coqueluche se compliqua de rougeole ; sans que cette complication dans la plupart des cas, ait amené de modification sensible.

XII.

La gravité de la rougeole comme complication ne fut pas due à son élément exanthématique, mais à son élément catarrhal, comme cause prédisposante de l'inflammation des voies respiratoires.

XIII.

Dans presque toutes nos coqueluches, nous avons rencontré l'accélération du pouls et l'élévation de la température, même dans la première période.

Pour tous les enfants au-dessous de 4 ans, la fièvre était même de règle dès le début de la maladie.

XIV.

La cause des hémorrhagies que nous avons observées était presque toujours l'effort violent des quintes, souvent lié à l'état du malade.

XV.

Les cas d'œdème, de bouffissure, de la face et d'anasarque étaient dus aussi à l'influence des troubles circulatoires par suite de la violence des quintes, et en même temps sans doute, à une altération du sang dont les gangrènes semblent être la preuve.

XVI.

Un certain nombre d'amygdalites, d'angines pharyngées et laryngées est venu compliquer nos coqueluches. Parmi ces laryngites, il y en eut de nature œdémateuse coexistant quelquefois avec l'œdème d'autres parties et ayant parfois simulé le croup.

XVII.

L'angine couenneuse et le croup se sont aussi rencontrés comme complication grave, mais n'amenant pas toujours néanmoins une terminaison funeste.

XVIII.

Le nombre des complications thoraciques s'est élevé à 42 qui 24 fois amenèrent la mort.

La broncho-pneumonie ayant été la complication la plus commune a été rencontrée 25 fois, et 18 fois elle se termina par la mort.

XIX.

Parmi les complications dépendant du système nerveux, les convulsions furent les plus fréquentes. Dans deux cas nous avons pu observer le spasme de la glotte, l'apparition de ces convulsions avait lieu tantôt au début, tantôt pendant la période moyenne, mais surtout à la période ultime. Deux fois nous avons rencontré ce que nous avons appelé des poussées méningitiques, dans le cours de la coqueluche.

XX.

L'ulcération du frein que nous avons rencontrée 11 fois est due uniquement à une action mécanique de la langue qui frotte sur les dents pendant les quintes de toux.

XXI

L'incontinence d'urine, la chute du rectum et les hernies incomplètes étaient bien évidemment sous la dépendance de l'effort de la quinte.

TABLE

PARIS. — IMPRIMERIE MOQUET, RUE DES FOSSÉS-SAINT-JACQUES, 11

DU MÊME AUTEUR

Considérations sur les causes de la mortalité des nouveau-nés et sur les moyens d'y remédier (édition épuisée, 1867).

Recherches sur l'assimilation du phosphate de chaux et sur son emploi en thérapeutique (1868).

Essai sur les maladies du cœur chez les enfants (thèse 1869).

De la diarrhée chez les enfants et de son traitement (*Journal de thérapeutique*, 1877).

Pesées des nouveau-nés (communication au Congrès international des sciences médicales. Genève, 1877).

De l'emploi du pétrole brut (huile de gabian) comme usage interne dans les affections des voies respiratoires. (*Bulletin de la Société de thérapeutique*, 1878).

De la malformation des dents comme symptôme de la syphilis chez les enfants (*Union médicale*, 1879).

Etude sur les biberons (Rapport de la commission d'examen à la Société française d'hygiène, 1879).

SOUS PRESSE:

Développement physique de l'enfant depuis sa naissance jusqu'au sevrage.

www.ingramcontent.com/pod-product-compliance
Ingram Content Group UK Ltd.
Pitfield, Milton Keynes, MK11 3LW, UK
UKHW031935260826
14628UKWH00004B/1629

9 782014 098358